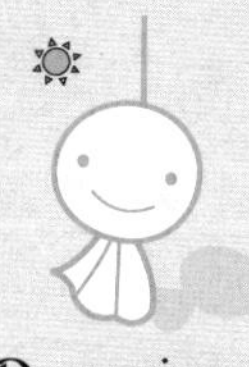

Depression
憂鬱症關鍵50問

Depression
憂鬱症關鍵50問

文經家庭文庫 196

憂鬱症 關鍵50問

林口長庚醫院精神科系主任
劉嘉逸 著

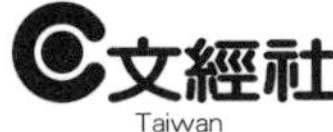

COSMAX
PUBLISHING Co.
Since 1981

自序

在憂鬱的年代裡解讀憂鬱疾患

劉嘉逸

世界衛生組織預言，「憂鬱症」，這個與癌症、愛滋病並列為世紀疾患的疾病，直到西元2020年，將是僅次於心臟病，為影響人類生活功能的第二大疾病。

近年來，國人罹患憂鬱症的比例逐漸增高，憂鬱症已成為眾所矚目的文明病。幸好經由公益團體的推動及媒體宣導，社會大眾已能理解罹患「憂鬱症」是生病，不再諱疾忌醫，我們的國民精神健康品質提昇不少。

然而也因理解程度不一，產生一些誤解。例如把「憂鬱情緒」與「憂鬱症」混為一談；或者將「憂鬱症」說成「躁鬱症」；更有甚者，將「憂鬱症」及「躁鬱症」當成所有偏差行為的藉口，違規就說自己有憂鬱症，失德就說自己有躁鬱症……等，不論是否真有生病，以此博取同情或作為托詞，均非常不妥，不但不能獲得諒解，反而會讓社會大眾誤以為「精神疾病患者比較容易出事情」、「怎麼老是XX症？」這樣對絕大多數溫和平實、安份守己的個案極不公平。

此外，從臨床工作中發現，憂鬱症患者及家屬對憂鬱症的本質與治療觀念差異極大。這種現象，精神科醫師及精神衛生工作同仁都應負擔部份責任，我們的解說與衛教可能作得不夠。然而依據我的經驗，很多先入為主的錯誤觀念是緣於個案與家屬受街坊傳言的影響。

也就是說，大家熟悉「憂鬱症」這個名詞，卻不了解「憂鬱症」這個疾病。這些誤解，除了影響個案與家屬的治療態度外，也可能在醫病溝通上造成困擾，更加重精神疾病的汙名化。

多年來，筆者隨緣於報章雜誌撰寫文章，推廣精神健康理念，於門診也常製作衛教單張，作為診療的輔助。感謝文經出版社有意出版介紹憂鬱症的書籍，藉此得以將過往文字資料重新整理，而逐步完成此書。

希望本書能協助憂鬱症個案、家屬、精神心理健康工作者、及每位關心精神健康的朋友瞭解憂鬱症、預防憂鬱症、擺脫憂鬱症。

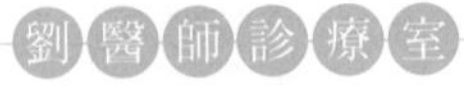

個案一

我希望努力幫你治好

門診來了一位女士，一進診間就滿臉愁容的說：「唉，醫生，又發病了。」我想起她是位「重鬱症」個案。好幾次在門診治療到一半就失聯。因為她覺得病情好轉就自行停藥，沒多久，當然又惡化了。「不是又發病，是本來就沒好。」我告訴她。

如本書第5章中所述：減少壓力、心理支持、規律運動，諮商／心理治療等，對於輕度憂鬱症的確有明確療效，精神醫療並未排斥心理社會處理。只是對於中重度憂鬱症來說，藥物才是最好的治療策略。因為憂鬱症個案的生活功能受損嚴重，長期憂鬱更會造成腦細胞凋亡，認知功能衰退。根據研究顯示，嚴重憂鬱症個案治療緩解（臨床痊癒）後再繼續服藥半年，復發的機率可以減少6~7倍以上。

根據英國的治療準則，第一次發病之重鬱症患者建議病情緩解後再治療6個月，美國精神醫學會則建議病情緩解後再治療4~9個月。台灣憂鬱症防治協會與國家衛生院精神衛生組，對於初發重鬱症的治療建議也是「病情緩解再治療6個月」，發作兩次以上或第一次發病但病症較重者，則建議予以「維持治療（預防）至少兩年」，以避免復發。

遇到內科疾病，不論醫師或病患，都知道要及早治癒，治療到「斷根」，不能根治也要能「完全控制」，如果只是「好一半」就跟沒接受治療差不多。癌症、癲癇、高血壓、糖尿病……等，無一不是如此，但是對於憂鬱症，國人就醫習慣卻不是如此。依據健保資料庫的統計，就醫的嚴重憂鬱症患者，1個月內回診率僅5成左右，3個月後仍在接受治療者剩不到三分之一。

治療個案時，我們都希望每位患者能接受最恰當，最完整的治療，徹底擊敗病魔，完全康復。個案有時候會抱怨：「明明好了，為什麼還要吃藥，而且吃那麼久？」，除了解釋緣由之外，我會告訴她／他：「因為我希望努力幫你治好。」

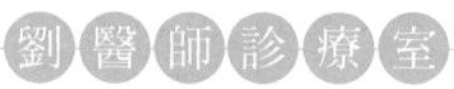

個案二

聽醫生說，不如聽街坊鄰居說？

有一位重鬱症個案，因病情復發住院。診治時我發覺個案已經兩個月未服用抗憂鬱藥物。重鬱症的治療藥物很重要，未緩解（臨床治癒）就自行停止服藥當然會發病。這位個案教育程度高，病識感（對自己疾病的瞭解）佳，治療合作度一向不錯，我很納悶他為何突然停藥？經過詢問，家屬才告訴我：「聽人家說，精神科的藥吃久了會變痴呆症……」原來是家屬的錯誤觀念而不讓個案吃藥，這還真是冤枉。

「你們是聽誰說的？」我問。家屬回答：「隔壁的鄰居」。「隔壁，是醫師、藥師嗎？」「不是不是，是隔壁的太太，商務公司經理。」「喔，經理……」。

以前碰到這種狀況我都會覺得莫名其妙而生氣，後來碰到太多了，只好苦笑帶過。國人的醫療行為真是奇怪，「聽醫生說」比不上「親朋好友說」，比不上「厝邊隔壁說」。而這些「親友」、「鄰居」可能是董事長、總經理、業務員、小吃店師傅、雜貨店老闆、家庭主婦等各行各業，但絕對不是醫師或藥師。

偶爾會聽到更奇怪的說法，例如：「精神科的藥吃久了會傷肝傷腎」、「精神科的藥都是鎮定劑，只是讓病人睡覺而已，或是「藥越吃病情會更嚴重」，我甚至聽過更荒謬的：「抗憂鬱劑服用久了會變成精神分裂症」。

通常我都會和家屬或是個案解釋：「精神科的藥絕大部分都不傷肝不傷腎；大部分的藥物都是治療的藥，不是讓病人睡覺而已」，並針對個別藥物詳加說明。至於那些無稽之談，我就會直接打趣說：「如果藥物會讓病情更嚴重，那全世界的精神科身心科都應該關門大吉了」。

那些說法誤謬並不奇怪，因為這些熱心的「親友」、「鄰居」本來就不是醫藥專家，奇怪的是個案或家屬不去問醫師、藥師、護理師、心理師，卻執意相信非專業人員的「隨口說說」，這才值得我們警惕檢討。我們的民眾迷信偏方、迷信傳說、迷信奇人異士的反智醫療觀，常讓現代醫療面臨無用武之地的困境。

我想，民眾對現代醫學缺乏足夠的信心與信任，是他們相信街坊傳言勝於科學的主要原因吧。

目次
contents

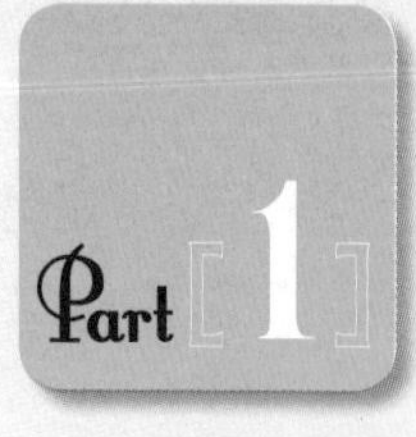

Part 1 認識精神科

Part 2 我真的有憂鬱症嗎？

Part 3 「誰」最容易得到憂鬱症？

Part 4 憂鬱症的治療和求助

Part 5 憂鬱症的其他療法

附錄

憂鬱症相關資源——索引

Part [1]

認識——精神科

你的精神健康嗎？

「健康」不單只是指身體沒病，
更要「精神健康」，也就是要「身心均衡」

「你健康嗎？」我每次這樣詢問，大家都會帶著狐疑的眼光，不甚肯定的點著頭。

中國人每次到了過年過節，或是日常的社交禮儀，都會互相祝福：「祝你身體健康，萬事如意」。但是「身體」健康了，就真正代表你是一個「健康的人」嗎？假設有一個身體非常健康的人，卻每天睡不好，或是記憶力減退，或是他每天都不快樂、社交孤立而沒有朋友，日子過得不安寧也不平順，這樣他算不算健康呢？也能算是萬事如意嗎？

根據世界衛生組織（WHO, World Health Organization）對「健康」下的定義為「身體、精神及社會生活都處於和諧安好的狀態」。「健康」不單只是指身體沒病，更要「精神健康」，也就是要「身心均衡」。

判斷精神健康的六大表現

如何確認一個人到底精神上健不健康呢？基本上我們通常從六個表現層面去判斷：

1. **認知表現**：就是「腦力」的意思。包括（a）判斷力：對一般生活事件的判斷是否合宜？（b）定向力：對於人、時、地清不清楚？（c）記憶力：記憶力好不好，會不會忘東忘西？（d）注意力是否專注……等等。

2. **情緒表現**：情緒是不是太過於高昂？或是過於低落？太過焦慮？是不是常常被激怒？平常情緒的表達是不是合宜？有些人該高興的時候卻哭泣，該難過時卻反而大笑，這些都是不合宜的情緒。

3. **感覺表現**：五官的知覺，像是視覺、聽覺、味覺、嗅覺、觸覺正不正常？例如，會不會看到別人看不到的東西，聽到別人聽不到的東西（幻覺）；會不會摸到冷的東西卻覺得很燙（錯覺），小小雜音是不是就覺得很吵（感覺扭曲）……等等。

4. **思考表現**：思考流程是否順暢？會不會思緒飛速跳躍，甚至胡言亂語？思考內容是否恰當？會不會偏離現實，甚至違反常理？

5. **行為表現**：行為是否合乎常態？活動量是否過多，或是過於激動？是否活動量過少，或是整天不動？行為舉止是否脫序、怪異？

6. **生理需求**：人類的生存本能需求，像是睡眠、食慾、性功能等，是否正常？

判斷精神健康的三大指標

如果以上六個表現有任何問題就是精神「不健康」嗎？其實也不盡然，還需參考下面三個指標來判斷：

1. 症狀發生的頻率、持續度及嚴重度。
2. 個案是否因自己的精神症狀感到不舒服？而且覺得難以調適？
3. 是否影響個案的工作及生活？

如果是偶爾發生或很輕微、影響不大的症狀，基本上沒什麼大礙。例如心情不好時，如果是因為正常的壓力（像是被老板罵）造成的，症狀輕微而且短暫，他（她）可以經由與朋友聊天、逛街、運動等各種方法適當處理情緒，對工作的影響也不大，這表示只是一般的情緒問題。除非症狀加劇且持續，而且影響日常生活，才算是精神不健康。

世界衛生組織2007年的一份聲明，將精神健康定義為「一種安和的狀態，在這種狀態中，每個人能夠瞭解自己的潛力，能夠處理一般的生活壓力，能夠有成效地工作，並能夠對社會作出貢獻。」可見得每個人對自我精神狀態的掌握度，以及生活功能是否受損？都是精神健不健康的重要指標。

＊重點筆記

偶爾發生，或是輕微的心情不好基本上沒什麼大礙，可藉由與朋友聊天、休閒娛樂、運動等適當處理。

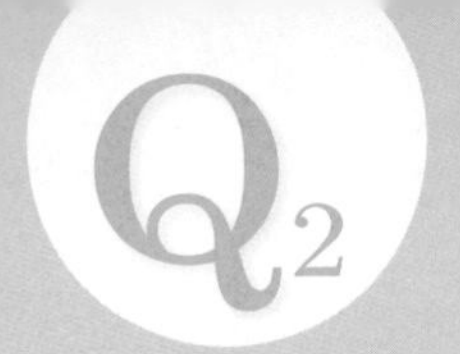

什麼時候該看精神科？

有關思考、情緒、認知、行為、生理需求等問題，都是精神科診治的範圍

「我的家庭醫生要我來看精神科，我又沒有精神失常，為什麼要看精神科？」一位因為失眠到門診求診的歐巴桑氣急敗壞地說：「後來隔壁的阿英仔說她睡不著也都是看精神科，我才覺得放心。」

多年前我曾建議一位小型綜合醫院的院長開設精神科，結果那位外科前輩回答：「不不不不，我們不是『肖病院（瘋人院）』，不需要精神科。」我還記得他猛烈搖頭擺手的激動神情。

可見得不只是一般民眾，甚至連醫界人士都對精神科有不少誤解，認為精神科只是在看「精神病」。

精神疾病的三大類型

1. **精神病**（psychoses）：精神病是「嚴重精神疾病」的統稱，它有幾項特點：（a）症狀嚴重，通常有幻覺，妄想及錯亂言行，（b）個案會有現實感之障礙，（c）發病時個案沒有病識感（不認為自己有病），(d）受病情之影響，個案之現實判斷會出問題，生活功能會有較大程度的障礙。精神分裂症（schizophrenia）是最常見的精神病。

2. **精神官能症**（neuroses）：亦稱為「輕型精神疾病（minor psychiatric morbidity）」，相對於精神病，是較輕的精神疾病，個案精神未錯亂，不會有現實感障礙，精神官能症是一種慢性或復發性的疾患，如焦慮症、恐慌症、強迫症、創傷後壓力症……等。

3. **器質性精神疾病**（organic mental disorders）：因為頭部外傷、腦部病灶、身體疾病、藥物等因素造成的精神疾病。失智症也是屬於器質性精神疾病。

這三大類疾患是精神疾病的大宗，其他還包含酒癮藥癮、性疾患、適應障礙、自閉症、過動症……等等。

各類疾病的盛行率各國數據略有不同，大致上「精神病」約佔總人口的3~5%；輕型精神病約15~20%；器質性精神病的社區盛行率不高，但在綜合醫院住院之內外科病患中比例不低，有15~40%的個案於住院期間會出現「器質性精神疾病」，其中有些是短暫性，有些則會慢性化。至於老年人重要的健康議題——「失智症」，因國內人口高齡化嚴重，盛行率有逐年升高的趨勢。

可見精神科不是只看「精神病」，林口長庚精神科的個案中，有三分之二以上是綜合醫院常見的「輕型精神疾患」或「器質性精神疾病」。其實，只要是思考、情緒、智力、行為、生理需求（食慾、睡眠、性）等方面出了問題，就都是精神科診治的範圍。

精神疾病也是一種「病」，就像感冒、胃潰瘍、高血壓、糖尿病一樣，是每一個人都可能會罹患的疾病。任何對精神疾病，尤其「精神病」的偏見或歧視都是不對、不公道的。

生病了看精神科，應該像生病了看內科、看外科一樣自在，沒有所謂「標籤化」，沒有困窘、沒有擔憂。

＊重點筆記

精神狀況不佳也是一種疾病，和感冒、胃潰瘍、高血壓一樣，只要治療就可以改善，不要把精神病貼上特殊標籤。

我可以只做心理諮詢嗎？

一般精神問題者，
適合接受心理諮商輔導

有了情緒困擾或精神症狀，我們常有的疑惑是「一定要看精神科嗎？接受心理諮商輔導有用嗎？」

精神心理健康範疇極廣，大致上可以把精神健康問題分為兩大類：

1. **一般精神健康問題**：例如工作壓力、感情紛爭所引起的情緒障礙、家庭衝突、適應障礙、人際問題……等等，這些狀況都不算「生病」。

2. **特殊精神健康問題**：指的是罹患了精神疾患。

精神心理健康服務也可分為兩大類：

1. **一般精神健康服務**：以提供諮商輔導為主的機構或組織，如學校輔導中心、張老師、生命線、社區諮商中心，教牧協談……等等。

2. **特殊精神健康服務**：指的就是醫療體系，包括有家庭醫學科醫師、精神科診所、精神科醫院、綜合醫院精神科……等。

一般精神健康問題不算生病，在諮商輔導機構處理即可，也比較適合。例如夫妻失和實在不需要到精神科求診，在社區接受婚姻諮商則更為適合。

珍惜醫療資源

夫妻失和看精神科是否可以？當然可以，精神科醫院或診所也提供婚姻諮商，某些精神醫療機構的專業人員，甚至醫師，就專精於婚姻或家族諮商。

醫療資源有限，我們希望精神醫療體系的專家與資源著力於真正的「病人」，一般精神健康問題在社區接受諮商輔導即可。特殊精神健康問題是生病（精神疾患），當然應至醫療體系就診。就像一個人跌倒了，若只是腳擦傷破皮，貼貼OK繃或到保健室擦擦優碘即可。但是，若有撕裂傷、脫臼、關節扭傷、甚至骨頭斷了，則一定要至醫療機構求助。（憂鬱症的求助建議，請參見本書Part 4）

*重點筆記

提供諮商輔導的機構或組織包括學校輔導中心、張老師、生命線、社區諮商中心、教牧協談……等。

「精神科」還是「身心科」？

「精神醫學」是研究、診治精神疾病的科學；「身心醫學」則著重在與身體疾病相關的心理狀態及精神疾病

常有朋友問我，「精神科」和「身心科」有什麼不同？失眠要看哪一科？憂鬱症又要看哪一科？

國內大多數中小型醫院，「精神科」和「身心科」指的是同一科。

其實「精神醫學」和「身心醫學」的診治方向不盡相同。「精神醫學」顧名思義就是研究、診治精神疾病的科學；「身心醫學」則著重在與身體疾病相關的心理狀態及精神疾病。

身心科是精神科的分支

在美國，「身心科」是「精神科」的一個次分科 ，其他次分科還包含「老年精神科」、「兒童心智科」……等；在德國、日本，「身心科」則系出內外婦產科。內外婦產科醫師在修習精神醫學、心理學相關知識後成為身心內科醫師，在日本叫心療內科、心療外科。

國內除了大型醫學中心，「精神醫學部」有「身心科」次分科外，中小型醫院常直接將「精神科」命名為「身心科」。為什麼會這樣呢？主要是院方認為「精神科」這個名字「不雅」，一般人都很忌諱看「精神科」，誤以為看精神科就是人家所謂的神經病，故改名「身心科」則民眾接受度比較高。

其實將精神科改名「身心科」並不是很恰當，前述「身心醫學」是精神醫學的一個分支，就像「心臟科」是「內科」的次分科一樣。如果我們說：「內科這詞兒不好，請改名心臟科」，這樣合理嗎？科名好不好並不在字詞本身，而是社會烙印與偏見。只要社會對這個科有偏見，不管改什麼名稱，一樣都會被污名化。

不要將精神科污名化

近年來由於公益團體、健康雜誌的推廣，大眾醫藥衛生知識增長，精神科的社會污名化已大大地減低。從大老闆總經理到鄉下歐巴桑，都知道失眠、憂鬱、或恐慌要來看精神科，一點都不覺得羞恥。反倒是醫院自己將精神科污名化，真令人不解。

精神科患者只是罹患疾病的個體，和內、外科患者同樣不幸，同樣需要醫療照護及關懷，不應受到誤解與歧視。「精神科」是服務精神疾病患者的醫療科別，沒有任何不雅的意涵。作為一個精神科醫師，我努力照顧病患，努力研究教學，跟每一位精神醫療同仁一樣，覺得很有意義，很有尊嚴。「精神科」三個字一點都不礙眼，精神科這個實體，一點都不可怕，他跟其他醫療學科一樣重要，一樣優雅精緻。

重點筆記

身心科其實是精神科的一個次專科，近幾年來國人對精神科的概念和接受度已經漸漸提高，醫院大可不必將「精神科」改名「身心科」。

專業人員能幫助我嗎？

精神衛生專業團隊成員有臨床心理師、諮商心理師、精神科社工師、精神科護理師、職能治療師、精神科醫師等

一般民眾到精神科求診，會遇到各種專業人員，在社區精神衛生網中，也有不同的精神心理衛生專家參與各項服務。他們的專長是甚麼？能提供哪些服務與協助呢？精神心理衛生團隊包含各類專業人員，他們是：臨床心理師、諮商心理師、精神科社工師、精神科護理師、職能治療師與精神科醫師。

以下大略介紹這些專業人員的專長與職掌：

1. **精神科醫師**：醫師背景，具診斷、鑑別診斷（例如排除身體疾病引起之精神症狀）、生物治療（電痙治療、藥物治療等）與心理治療能力與權責。

2. **臨床心理師**：心理師背景，具心理衡鑑（心理測驗）與心理的治療權責。醫療體系、醫院精神醫療團隊的心理師主要為臨床心理師。雖然沒有診斷權責，但是臨床心理師通常具有精神疾病診斷能力，心理衡鑑是他們獨特的專長，臨床心理師也可以獨立執業。美國等先進國家的臨床心理師需具備博士學位，國內臨床心理師也都需具備碩士或博士資歷。

3. **諮商心理師**：諮商師背景，具心理諮商能力與權責。主要是於非醫療單位執行諮商輔導。

4. **精神科社工師**：接受過精神衛生專業訓練之社工師，具心理諮商能力與權責。精神科社工師除了個別心理諮商之外，較常著力於家族諮商與團體諮商。

5. **精神科護理師**：具精神衛生專科能力之護理師，除精神醫療護理權責外，通常具有心理諮商能力。

6. **精神科職能治療師**：接受過精神衛生專業訓練之職能治療師，具職能評估、精神復健權責與心理諮商能力。較常著力於團體諮商。更專精於與功能復健相關的特殊型式的心理治療，如藝術治療、音樂治療、舞蹈治療……等等。

國內精神衛生專業人員的品質要求嚴格，每個專業皆有證照，需專業學歷，具足夠年資，接受足夠質量的訓練，方能報考証照。這些專家在精神心理衛生領域中各有專長，互助合作且相輔相成。

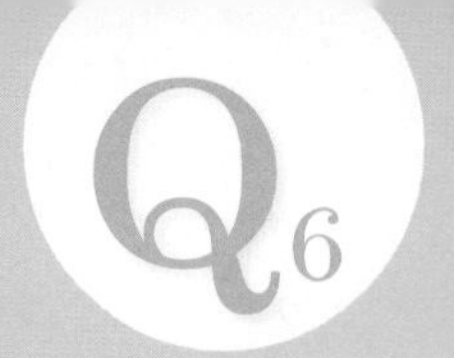

憂鬱症只要「聊聊天」就會好轉？

精神科醫師並不是巫師或魔法師，不是聊一聊就能治病的，而精神疾病也不是聊聊就會好的

常聽到陪同病患前來門診的親友說：「我看他（指個案）狀況不好，就要他來找醫生聊一聊，看看會不會好一些……」。

這時候，我當然會跟個案「聊一聊」，但也會委婉的告訴他們，來看精神科，不只是要聊一聊而已。精神科醫師並不是巫師或魔法師，不是聊一聊就能治病的，而精神疾病也不是聊聊就會好的。

一般民眾對電影、小說情結中「精神分析」或「心理治療」的情景印象深刻，總認為有精神疾患只要找「精神科醫師」或「心理師」談一談就會好了，其實這是對精神醫療與心理治療的誤解。絕大部分的精神疾病已被證實為「腦子的病」，腦子的病聊一聊是不會好的。

一位心理學家曾說過一句名言：「用談話治療精神官能症，就像用談話治療腎臟病一樣，病人死了，問題也就消失了。」實際上「聊聊」在心理學上可稱之為「傾訴（catharsis）」。傾訴對個案的確有幫助，但是，傾訴能改善的只是一般的心理壓力和情緒問題，而這些問題也並不需要進入精神醫療體系處理，個案可能跟親朋好友談一談，或接受一般輔導、諮商即可。

精神疾病單靠聊天並無法治療

真正的精神疾患，只有談話是不會好的。就像心臟病患者找人聊聊，訴說困擾，宣洩情緒，也會覺得比較舒坦，但是，心臟病本身並沒有改善。

來看精神科醫師，就像看內外科醫師一樣，是來接受醫師完整的評量及診斷治療的。在會談過程，精神科醫師除了建立醫病關係之外，主要是在詢問病史，作精神狀態及認知功能檢查，必要時還必須作神經學或理學檢查，甚至轉介臨床心理師作心理衡鑑，最後確立診斷，訂定治療方針。

「心理治療」也是屬於一種治療模式

精神疾病是一種病，當然需要正確的診斷，有了診斷之後才會有後續的治療。精神疾患的治療計劃除了藥物治療，可能還包含「談話治療」—— 也就是「心理治療」。

心理治療也是一種正式的精神科治療模式，在「人格違常（個性問題）」、「適應障礙」方面，心理治療是主要治療模式。

至於其他大部分的精神疾病，心理治療較常是輔助治療。心理治療種類繁多，各有學理依據、適應症及治療策略。治療師需接受嚴格的專業訓練，不同的疾病適合不一樣的心理治療模式。面對病人，治療師無不竭盡心力，執行治療策略且評估療效。雖然以談話為主，當然也不是隨便聊聊而已。

＊重點筆記

看精神科絕不只是「聊一聊」而已，除了聊一聊，應該抱持著和看內外科醫師一樣的態度，與醫師或治療師一起努力找出問題，克服病魔。

Part [2]

我真的有——憂鬱症嗎？

心情不好就需要「治療」?

> 憂鬱是情緒，憂鬱症是生病；憂鬱症不是減輕壓力，或是增加抗壓性就能改善的，必須積極的治療才行

一位嚴重憂鬱症的患者，家屬拒絕讓他接受抗鬱劑治療，我花了很多的時間去解釋說明，他們還是認為患者的憂鬱症是壓力造成的，只要休息就會好。

這位患者雖然因為重度憂鬱而猶豫不決，我仍然可以體會到他企求治療的痛苦，可惜最後卻拗不過家屬強勢的意見，仍然決定不接受治療。看著患者帶著無助的眼神離開，真讓我感到痛心。那種感覺就像學生時代參與農村醫療服務，勸說半天，卻仍無法請相信偏方的癌症患者接受現代醫療一樣。社會大眾對於憂鬱症或是其他精神疾病的誤解，不知道要到何時才能改變？

媒體往往過度渲染「憂鬱症」

這幾年，憂鬱症成了熱門的名詞。經由公益團體及媒體宣導，社會大眾逐漸瞭解到罹患「憂鬱症」是生病，不再被污名化。這是好事，但有時因過度宣導，反而產生

「失真」。例如常見到報章雜誌上的調查統計：「百分之三十的中學生有憂鬱傾向」；「七成的小學生不快樂」；「五成的上班族覺得憂鬱」……等等。經由媒體大肆報導，通通成了「憂鬱症」。弄得人心惶徨，好像我們成了憂鬱的國家，一大堆人罹患憂鬱症。

其實仔細檢視這些調查，會發現原來的報告都不是說這些人得了憂鬱症，中學生的研究是「憂鬱傾向」，小學生的研究是說七成小孩覺得「不開心」，上班族的調查除了取樣問題外，結果五成的上班族覺得工作壓力大，曾經「感到憂鬱」。

「憂鬱傾向」、「覺得不開心」、「壓力大」、「感到憂鬱」都不是「憂鬱症」。

「憂鬱傾向」、「不開心」、「感到憂鬱」是情緒。一個人必定會有喜、怒、哀、樂等七情六慾。失戀會憂鬱、考試被當會憂鬱、生意失敗會憂鬱、股票賠錢會憂鬱、被老板罵會憂鬱……等。人生總會碰到不順遂的事，碰到不如意的事、心情不好也是理所當然。

至於「壓力大」跟「憂鬱」更是兩件事。生活中處處有壓力，有壓力不見得會憂鬱，更不見得會得「憂鬱症」。「憂鬱」不同於「憂鬱症」。

「憂鬱症」是以「憂鬱情緒」為主要表現的疾病，是「生病」，是我們腦部調節情緒的功能失調了。「憂鬱症」患者會憂鬱，憂鬱的人卻不一定是「憂鬱症」。看到一個人心情不好就說他是憂鬱症，就好像是看到某人頭痛就說人家得腦瘤一樣，都是不恰當的。

減輕壓力無法治癒憂鬱症

我常用「棍子打手而造成骨折」比喻壓力與憂鬱症的關係。棍子是「壓力」，打了之後手會痛是「憂鬱心情」，若是手不幸斷了，這就是「憂鬱症」。

用棍子打手，手會痛，這是一種「憂鬱心情」。這時候把棍子拿走（減壓），自然就不痛了，就好像壓力變小了，憂鬱心情也會減輕。但若是患者不幸得了憂鬱症，就像比喻中的「手斷了」，不把骨頭接好是不行的。

*憂鬱症的患者病不是減輕壓力，或是增加抗壓性就能改善病症的，必須積極的治療才行。*很多人認為減輕壓力就能改善憂鬱症，這是「常識上的誤解」，手斷了當然不應該再打它，但只是把棍子拿開手還是斷了，得了憂鬱症的確不應該再給患者壓力，但若只是減輕壓力，憂鬱症還是憂鬱症。

抗壓性和體質有關

骨頭斷了，可能是棍子打斷的，也可能不是，就像很多憂鬱症的發生，跟壓力沒有直接關係。同樣的力道，有人打了骨頭會斷，有人不會，因為每個人骨頭的強度不同，就像每個人體質不同，抗壓性及憂鬱症的傾向也各不相同。抗壓性跟體質與壓力調適能力有關，保持身體健康、生活作息正常、參與團體活動、適度運動、學習壓力調適、少喝酒、不嗑藥……等等，都可以增強壓力耐受度。就像骨頭強韌度比較不會斷一樣。但若是骨頭斷了，就不是只增加骨頭強韌就可以解決的，必須把骨頭接好才行。

憂鬱症是可以治好的病，何苦不接受積極治療，而讓患者承受病症的折磨和身心的痛苦？很多從憂鬱症康復的名人都出來現身說法，鼓勵憂鬱症患者接受治療，社會公益團體如「董氏基金會」也一再呼籲——「憂鬱症是生病，不是自己調適就會好的」。期待每位憂鬱症的患者都能接受積極的治療，早日脫離病魔，恢復健康。

我得了憂鬱症嗎？

憂鬱症的診斷和自我判斷，可以從臨床表徵及使用問卷加以輔助

要怎麼分辨「憂鬱」與「憂鬱症」呢？一個人的憂鬱情緒要達到一定的嚴重度，持續一段時間，才算憂鬱症。例如憂鬱的程度嚴重，影響生活功能鉅大，而且持續兩週以上者，稱之為「重鬱症（major depressive disorder）」；如果程度較輕，但是病程長（兩年以上）者，稱之為「輕鬱症（dysthymic disorder）」。

憂鬱症的五大臨床表徵

1. **精神症狀**：情緒低落、焦慮、沮喪、悲哀、易怒等。

2. **思考症狀**：悲觀、失去自信、罪惡感、無助、無望，甚至有自殺的意念等。

3. **自律神經症狀**：胸悶、心悸、便秘、腹瀉等。

4. **一般身體症狀**：頭痛、腰酸背痛、疲累、倦怠等。

5. **生理需求症狀**：失眠或睡太多、食慾減退或是暴食，性慾減退、性功能障礙等。

*重點筆記

憂鬱的症狀已經嚴重到影響生活，而且持續長達兩週以上者，才判斷為重鬱症。

雖然憂鬱症有心理學及精神醫學上的定義（如下問卷），也有嚴謹的分類與診斷標準，社會大眾只要用幾個簡單的原則來作初步判斷即可，哪兩個原則呢：

1. 憂鬱情緒是否影響到患者的工作及生活？
2. 患者是否已經無法掌控他（她）的憂鬱情緒？

一個人心情不好、憂鬱，但可以自我調適，經由運動、聊天、逛街、看電影……等等，來抒解憂鬱情緒，就不能算是憂鬱症；但是如果患者心情低落到無法上班上學，無法正常生活，或者覺得對自己的情緒失去掌控力時，那麼罹患「憂鬱症」的可能性就很高了，應該尋求專業評估與協助。

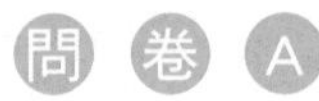

重鬱症（Major depression）的診斷標準

至少連續有兩星期同時出現下列五項以上的症狀，（至少包含（1）或（2）），且已經影響日常生活功能。

- □ 1. 幾乎每天，整天心情鬱悶情緒低落或容易哭泣。
- □ 2. 幾乎每天，明顯地對所有活動都失去興趣。
- □ 3. 幾乎每天，胃口明顯地改變（食慾減退或增加）。
- □ 4. 幾乎每天皆有睡眠障礙（失眠或睡眠過多）。
- □ 5. 幾乎每天皆有精神運動遲緩或激動。
- □ 6. 幾乎每天皆感到疲倦或沒有活力。
- □ 7. 幾乎每天，覺得沒什麼價值或有不適切的罪惡感。
- □ 8. 幾乎每天，無法思考或集中注意力或猶豫不決。
- □ 9. 反覆出現的死亡意念或自殺意念。

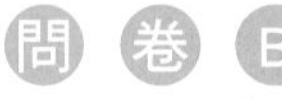

輕鬱症（dysthymic disorder）的診斷標準

□ 1. 在過去兩年或以上的大部份日子裡病人處於憂鬱狀態。

□ 2. 當憂鬱時，病人有二種以上的如下症狀：
食慾減少或增加
睡眠減少或增加
疲倦或沒有活力
自尊感低
注意力無法集中
感覺無望與悲觀

註：憂鬱症除了重鬱症、輕鬱症外，還有其他較少見的亞型，因本書非專業用書，未予列出。

什麼是「適應障礙」？

適應障礙是與壓力直
接相關的情緒或行為

前面我們已經討論過：憂鬱是情緒，憂鬱症是生病。遇到難過的事心情低落是正常的。由壓力而引起的心情不好，通常可以自我調適而排解，這是一種正常的情緒反應，如果有人說他挨老板罵心情卻很好，考試被當卻很快樂，這樣才不正常哩。但是有人會問：有一種狀況，因為壓力心情低落，雖然未達憂鬱症的嚴重度，但是這種情緒比一般情緒反應強烈，而且會「影響到正常生活」，那該怎麼辦呢？

的確，這種狀況並不少見。這是當精神科診斷科學強調憂鬱症的「體質性」時，出現的尷尬狀況，這種與壓力直接相關的嚴重情緒或是身心反應難以被歸類，目前妾身未明。

適應障礙是可以康復的

焦慮疾患也有類似的問題，當「泛焦慮症」確認是體質的病症時，因壓力造成的「超乎常態」的焦慮，該怎麼辦？

從西元1980年之後，有了「適應障礙（adjustment disorder）」這一組新的診斷分類。

「適應障礙」是指個案因某生活事件，如：壓力或打擊，出現超乎一般反應的情緒、身心或行為問題，這些反應已經影響到生活，但未合乎體質性精神疾病的診斷（如憂鬱症、焦慮症等）。壓力一旦去除，個案的症狀也會隨之消失，最久時程也會在壓力解除後六個月內康復。

比方男女朋友分手。男生心情鬱悶，常哭泣、睡不著、吃不下，甚至影響課業，幾週後，女朋友跟他復合了，這位男生的憂鬱情緒幾天內就好了。個案的憂鬱與生活上某事件明確相關，事件解決了，症狀就會改善。這種狀況就是「適應障礙」。

上述的案例中，如果那位男生的症狀、病情嚴重度、病程等，已經符合重鬱症診斷標準，就應該診斷成「重鬱症」。現代科學是認為重鬱症是與體質有關的病，可能被壓力所「促發」。如果失戀促發這位男生的重鬱症，即使女友跟他復合，他的憂鬱症狀也不會減輕或消失。重鬱症或其他憂鬱症，需要積極治療才會好。

*重點筆記

經由特定事件所引起的情緒或行為，事件解除後症狀可消失，這樣的個體可診斷為「適應障礙。」

適應障礙因壓力反應的症狀不同，可以分為：適應障礙伴隨憂鬱、適應障礙伴隨焦慮、適應障礙伴隨行為問題（如逃學）……等等。

適應障礙的處理大多以心理社會介入為主，藉由減輕壓力及家庭社會支持、心理諮商……等。嚴重者可酌予輕劑量藥物，但藥物僅是輔助。也就是說，適應障礙在一般精神健康服務機構處理即可，少數比較嚴重者才需要求助精神醫療。

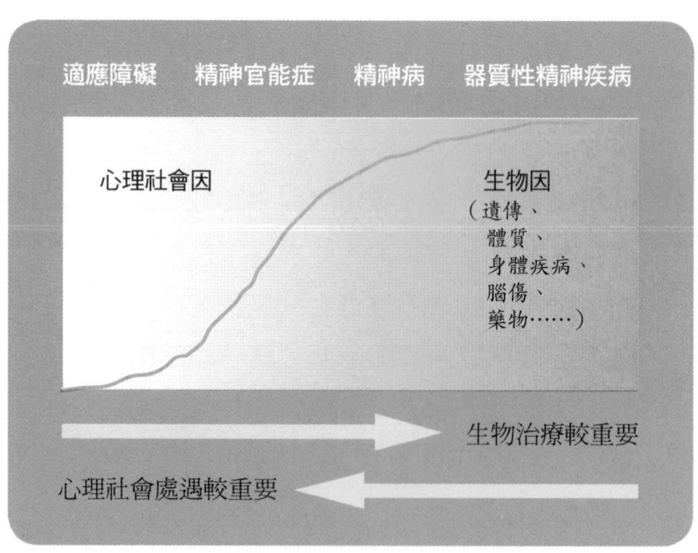

Q10 你快樂嗎？

憂鬱症的簡易篩檢，
做個自我的分析測驗吧

對於疾病的預防診治，早期發現、早期治療是重點。早期發現通常是透過疾病篩檢來達成，例如：胸部X光檢測以發現肺結核與肺癌，尿液篩檢以偵測腎臟病等等。精神健康的篩檢如果不是身體疾病，就無法透過檢驗來達成，而是要以評量表來作篩檢。近幾年，很多機構學校在員工學生體檢時都主動加入精神健康篩檢。

篩檢是否會不準確？當然可能，所謂篩檢，是公共衛生維護族群健康的方法之一，是對大族群進行的大規模初步檢測。目的在於找出高危險群，以便能早期治療，避免疾病惡化或慢性化。篩檢都是採用快速、方便、能大量施行的方式，以識別出高風險族群為目標，而不是要確認病患。

因此篩檢方法一定要把握兩個原則：1. 簡易方便 2. 敏感度高。

國內目前最常用的憂鬱症篩檢量表有以下兩種：

1.「**簡式健康表**（Brief Symptom Rating Scale, BSRS-5）」，簡稱「心情溫度計」。（見 P46）

簡式健康表為台大李明濱教授經嚴謹的信效度研究編製而成的量表，包含5個題目：「焦慮」、「憤怒」、「憂鬱」、「不如人」與「失眠」等個人主觀症狀。評量最近一星期，這些問題使個案感到困擾或苦惱的程度。

每個題目的評分，依程度從0分到4分，「0」表示：完全沒有、「1」表示：輕微、「2」表示：中等程度、「3」表示：厲害、「4」表示：非常厲害。滿分為20分。5分以下為正常，6~9分為輕度情勢困擾，10~14分為中度，15分以上為重度。輕度困擾者（6分以上未達10分）應適度抒發情緒，學習壓力管理技巧，可考慮心理諮商。10分以上者，建議接受專業咨詢或求助精神科接受專業治療。「簡式健康表」可讓個案自填量、也可經由訪談，甚至電話訪談完成，非常方便，已廣泛應用於研究與實務當中。

2.「**台灣人憂鬱量表**（Taiwanese Depression Questionnaire, TDQ）」（見 P47）

台灣人憂鬱量表為高雄長庚李昱醫師帶領的團隊，以台灣民眾為對象所發展之憂鬱症狀自我評估量表，亦有嚴謹的信效度數據。共18題，以最近一週症狀發生之頻律為依據：沒有或很少－0分（每周1天以下）；有時候－1分（每周1～2天）；時常－2分（每周3～4天）；常常或總是－3分（每周5～7天）。總分8分以下是正常；19分以上建議尋求專業協助。

篩檢出「陽性」的個案，就是分數較高的個案，建議「尋求專業協助」，並不見得就是有「憂鬱症」。分數高只表示他（她）憂鬱的程度比較嚴重，應接受較專業的諮詢或治療。是不是「憂鬱症」仍需精神科醫師的診斷。

＊重點筆記

＊台灣憂鬱症防治協會憂鬱症檢測網頁

簡式健康量表 http://www.depression.org.tw/health/health.asp

台灣人憂鬱量表 http://www.jtf.org.tw/overblue/taiwan1/

＊董氏基金會憂鬱症檢測網頁

青少年憂鬱情緒自我檢視表（適用於18歲以下青少年）

http://www.jtf.org.tw/overblue/young/

董氏憂鬱量表——大專生版（適合18-24歲大專學生填寫）

http://www.jtf.org.tw/psyche/melancholia/login5.asp

台灣人憂鬱量表（成年人）

http://www.jtf.org.tw/overblue/taiwan1/

簡式健康表（BSRS-5）

本量表所列舉的問題是為協助瞭解你的身心適應狀況，請你仔細回想在最近一星期中（包括今天），下列問題使你感到困擾或苦惱的程度，然後圈選一個你認為最能代表你感覺的答案。

1. 睡眠困難，譬如難以入睡、易醒或早醒……
   □完全沒有 □輕微 □中等程度 □厲害 □非常厲害

2. 感覺緊張不安……………………………………
   □完全沒有 □輕微 □中等程度 □厲害 □非常厲害

3. 覺得容易苦惱或動怒……………………………
   □完全沒有 □輕微 □中等程度 □厲害 □非常厲害

4. 感覺憂鬱、心情低落……………………………
   □完全沒有 □輕微 □中等程度 □厲害 □非常厲害

5. 覺得比不上別人…………………………………
   □完全沒有 □輕微 □中等程度 □厲害 □非常厲害

＊版權為李明濱教授所有　參考文獻：J Fornos Med. Assoc 2003. vol 102, no10

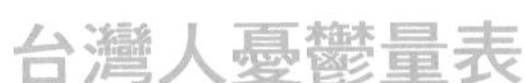

憂鬱症自我檢測，時時檢視，隨時 OK

（此測驗不是診斷，有憂鬱傾向請尋求專業協助）

		沒有或極少 每周：1天以下	有時候 每周：1~2天	時常 每周：3~4天	常常或總是 每周：5~7天
1.	我常常覺得想哭	○	○	○	○
2.	我覺得心情不好	○	○	○	○
3.	我覺得比以前容易發脾氣	○	○	○	○
4.	我睡不好	○	○	○	○
5.	我覺得不想吃東西	○	○	○	○
6.	我覺得胸口悶悶的（心肝頭或胸坎綁綁）	○	○	○	○
7.	我覺得不輕鬆、不舒服（不爽快）	○	○	○	○
8.	我覺得身體疲勞虛弱、無力 （身體很虛、沒力氣、元氣及體力）	○	○	○	○
9.	我覺得很煩	○	○	○	○
10.	我覺得記憶力不好	○	○	○	○
11.	我覺得做事時無法專心	○	○	○	○
12.	我覺得想事情或做事時，比平常要緩慢	○	○	○	○
13.	我覺得比以前較沒信心	○	○	○	○
14.	我覺得比較會往壞處想	○	○	○	○
15.	我覺得想不開、甚至想死	○	○	○	○
16.	我覺得對什麼事都失去興趣	○	○	○	○
17.	我覺得身體不舒服 （如頭痛、頭暈、心悸或肚子不舒服……等）	○	○	○	○
18.	我覺得自己很沒用	○	○	○	○

授權引用：
行政院國家科學委員會93年11月17日台會綜三字第0930052121號函

「校園憂鬱症篩檢」有必要嗎？

篩檢是一種預防政策，希望及早發現個案

有一陣子，校園憂鬱症篩檢引起各方不同意見的討論。我和一些同僚這幾年來參與了不同層級學校諮商的輔導工作，瞭解學生情緒、憂鬱、自殺等問題日益增多，帶給諮輔體系的壓力。也深切體會，相關篩檢與宣導活動的正面效益。

「疾病三級預防」可增進健康

公共衛生預防醫學上，疾病預防大致可分為以下三級：

1. **初級預防**：傳統「預防疾病發生」的概念，藉由消除致病因子，或增加保護因子，以減少疾病的發生。例如：消滅蚊子以預防瘧疾，施打疫苗以預防肝炎，帶口罩預防 SARS 等等。近年來很受到重視的「健康促進」，也都是屬於初級預防。

2. 次級預防：對於疾病，早期發現、早期治療，可以避免疾病進展惡化。通常是透過環境監測或是疾病篩檢來達成。例如：胸部X光檢測以發現肺結核與肺癌，尿液篩檢以偵測腎臟病等。

3. 三級預防：在於病程中、後期，減少因疾病所引起的失能與功能障礙。除了積極治療之外，最主要的工作就是「復健」，以及軟、硬體環境的改善，例如法令制度、無障礙空間等等。

在精神心理衛生上，初級預防包括正常生活作息、營養均衡、適度休閒、多運動、減少壓力、加強抗壓力、加強家庭或社會支持等等。這些方法透過媒體、機構、公司、學校都持續地在做宣導教育。

精神健康的「次級預防」

精神心理衛生的次級預防則是透過症狀篩檢，及加強第一線人員的偵測敏感度來達成。例如這些年來，各縣市醫師公會、家庭醫學會、精神醫學會、憂鬱症防治協會、婦產科身心醫學會等專業組織，舉辦過很多場的心理精神健康專業課程或是研習會，大大增強了國內家庭醫學科、婦產科醫師等基層醫師對精神疾病的敏感度與診治實力；另外，各級學校也在教育部積極政策下，強化諮商輔導師資的質量，這些都提昇了精神健康次級預防的成效。

在篩檢部份，精神健康的篩檢不像是身體其他疾病，是以驗血驗尿，抹片X光等實驗診斷來達成，而是以評量表來做症狀篩檢。近幾年，很多機構（尤其是高科技公司）在員工體檢時主動要求增加心理健康評量或篩檢，各級學校也相當重視心理健康篩檢，都是次級預防的重要措施。

篩檢是否會不準確，當然可能，所謂篩檢，是公共衛生維護族群健康的方法之一，是對大族群作的大規模初步檢測。目的在於找出高危險群，以便能早期治療，避免疾病惡化或慢性化。因為是以族群為目標，篩檢都是採用快速、方便、能大量施行的方式，以識別出高風險族群為目標，而不是要確認病患。通常篩檢出的高風險族群，要經過第二階段，科學且精密的檢查及診斷，才能確認是否為個案。

篩檢方式除了簡易外，必需有較高的敏感度，敏感度高就是篩檢門檻較低的意思，如此，可能有一定比例的「偽陽性」── 把沒病的當成有病，但是卻可以減少「漏網之魚」。例如尿液篩檢出異常者，經腎臟科醫師檢查診斷，可能只有部份個案真的有腎臟病，那些沒腎臟病卻被篩檢出來的就是「偽陽性」個案。有偽陽性是所有第一線篩檢方法的特性，總比門檻過高而遺漏的好。

＊重點筆記

「篩檢」的目的不是確認病患，而是找出高危險群，再經過第二階段的檢查和診斷才能確認個案。

「憂鬱情緒」不是「憂鬱症」

「憂鬱篩檢」屬於精神健康的次級預防。其實，不論公益團體的篩檢或教育單位的篩檢，都特別強調是「憂鬱情緒」篩檢，而非「憂鬱症」篩檢。

近幾年，在專業及社會團體宣導下，大家都已知道「憂鬱情緒」和「憂鬱症」的分別了。「憂鬱」是情緒，「憂鬱症」是生病。「憂鬱症」個案會有憂鬱情緒，心情不好的人卻不一定是「憂鬱症」。以評量表篩檢出來的只是「憂鬱情緒」的個案，憂鬱情緒嚴重、持續，而且影響到工作及生活才可能是憂鬱症。

篩檢除了是次級預防的重要措施外，主要用意是對篩檢對象的「關心」。關心你是否得糖尿病，所以幫你作糖尿病篩檢；關心你是否得癌症，所以幫你作癌症篩檢。社區民眾的自願篩檢，檢出有「憂鬱情緒」，提醒我們自己，要注意情緒調適，若憂鬱情緒嚴重時，最好尋求專業協助。

機構或學校的團體篩檢，除了提醒個人外，也可讓機構衛生單位（如諮商師、廠內護士）、學校資輔人員（如導師）多關心這些個案，避免負面的情緒惡化。個案如果需要專業幫忙，也大多數在諮商輔導系統完成，僅有少數需要醫療介入。

筆者曾參與某大學諮商中心舉辦之學生憂鬱情緒篩檢活動，一千餘位學生中，約兩百位篩檢出有憂鬱情緒，這兩百零多位同學經專業評估，僅十五位有憂鬱症。而且其中有兩位是需藥物幫忙的「嚴重憂鬱症」，其餘十三位「輕鬱症」同學皆接受諮輔及經由導師系統接受追蹤輔導。整個過程，學生、家長、老師皆獲益而且感激那次活動。所以我認為教育部推動校園憂鬱篩檢是既用心而且積極的作為。

篩檢是關心，不應被「污名化」。心理健康篩檢就像癌症篩檢、肺結核篩檢、兒童尿液篩檢、老年人認知功能篩檢……一樣，是施行單位對受測族群的關心，也是我們對自己健康的關心。與「貼標籤」、「污名化」無關，與「疾病化」更是風馬牛不相干。

「憂鬱症」與「躁鬱症」不一樣？

心情煩躁不等於就是躁鬱症

「憂鬱症」與「躁鬱症」是兩種截然不同的病症，但是很多民眾卻把兩者混淆了。認為憂鬱症個案出現「煩躁」或「焦躁」症狀時，就是得了躁鬱症。其實躁鬱症的「躁」是指「情緒高昂」、「活力旺盛」的意思，不是指「煩躁」或「焦躁」。

憂鬱症，顧名思義是情緒低落的疾病，其中憂鬱的程度嚴重，影響生活功能嚴重者，稱為「重鬱症（major depressive disorder）」；程度輕，但病程較為長的，稱為「輕鬱症（dysthymic disorder）」。

重鬱症的盛行率約在1~5%之間，終身盛行率高達10~15%。女性憂鬱症盛行率約是男性的兩倍左右，這樣的差距從青少年時期開始就持續存在。症狀男女也略有不同，女性憂鬱症多伴隨焦慮症狀及飲食障礙，男性較多酒藥癮。

「躁鬱症」顧名思義是由躁期及鬱期所組成的疾病，

正式學名為「雙極型情感疾患」（bipolar disorder）。躁鬱症的盛行率男女大致相同，約1%左右。

病患在躁症發作時，會出現情緒過度興奮、愉悅、精力充沛，不覺得需要睡眠，以至於許多天不睡覺、易怒、好爭論，容易與別人起衝突；過分慷慨、熱心，亂花錢；自認為能力很強或是有超能力。症狀較輕，時間較短，生活功能影響較少的，稱之為「輕躁發作」；症狀嚴重度高，生活功能影響大者，稱之為「躁症發作」。只要有躁期發展，就屬於第一型雙極疾患。至少有一次輕躁發作及一次重鬱發作，則稱之為第二型雙極疾患。

分類	第一型雙極疾患	第二型雙極疾患
躁症發作	躁症	輕躁
持續時間	1週	4天
社會生活及生理功能	明顯受影響	略受影響

重鬱症與第二型雙極疾患的區別

躁鬱症和重鬱症其實並不難分辨，躁鬱症最大的特點在於患者有躁症的症狀出現，而其中令人比較感到困惑則是憂鬱症與第二型雙極疾患的差異。

這是由於第二型雙極疾患其躁症發作屬於輕躁，患者本身心情是愉快的，除此之外，出現的時間極為短暫約2~4天左右，而且其病程中發病時絕大部份處於重鬱狀態，因此輕躁期很容易被患者及醫師忽略。國外大規模研究甚至發現達七成的雙極疾患被誤診為重鬱症。

激動型憂鬱症與躁鬱症之鑑別診斷

某些重鬱症的個案，會出現不安、激動甚至暴力攻擊等症狀，稱之「激動型憂鬱症（agitated depression）」。激動型憂鬱症很容易被誤診為躁症。雖然現在已有科學證據指出，激動型憂鬱症個案可能是潛在的躁鬱症患者，不過激動型憂鬱本身仍屬憂鬱症狀，而非躁期症狀。

經前不悅症與躁鬱症之鑑別診斷

約有 70~80% 女性有所謂的經前症候群（premenstrual syndrome），指女性月經前二週內出現的種種不適。如身體方面會出現乳房脹痛、頭頸背痛、食慾增加、嗜吃甜食、疲倦易懶等現象；精神狀態方面，可能有無精打采、情緒低落、緊張易怒、性慾降低或失眠等症狀。絕大多數人的經前症候群症狀輕微，不影響生活功能，經由飲食和生活調適即可改善；但是有3~5% 之婦女情緒症狀比較嚴重，尤其是憂鬱、敏感、易怒、注意力不集中等症狀明顯，稱之為「經前不悅症（permenstrual dysphoric disorder）」。

重點筆記

3~5％之婦女，月經前的情緒症狀比較嚴重，憂鬱、敏感、易怒、注意力不集中等症狀明顯，稱之為「經前不悅症」，屬於憂鬱症的一種亞型。

「經前不悅症」屬憂鬱症的一種亞型，因為其循環發作的特性，有時候會跟第二型雙極疾患混淆。差異在經前不悅症於月經來潮時情緒恢復到正常，也不會達「輕躁」的程度。(「經前不悅症」的臨床表徵詳見本書 P86)。

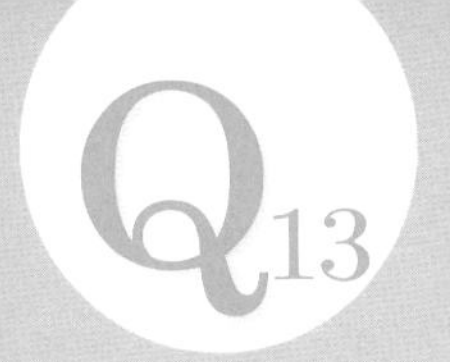

我為什麼會得「憂鬱症」？

憂鬱症為多因素疾病，
是體質與環境交互影響所造成

憂鬱是情緒，憂鬱症是生病。既然憂鬱症是一種疾病，它是如何造成的呢？我們知道，腦中風是腦部血管阻塞或破裂引起；糖尿病是因為胰島素功能異常；感冒是病毒感染，那麼，憂鬱症的病因為何呢？

以前人們總是一廂情願地認為──「憂鬱症是壓力所引起」，所以考試被當會造成「憂鬱症」，失戀會造成「憂鬱症」，被老板罵會造成「憂鬱症」，作生意失敗會造成「憂鬱症」……等，這些推論當然是錯誤的。壓力只是讓我們心情不好而「感到憂鬱」而已，並不是真正的「憂鬱症」。請大家想想，我們每天或多或少都承受著各種壓力，若壓力是憂鬱症的病因，那豈不全世界的人都得憂鬱症了呢？

憂鬱症的病因，簡而言之就是個體受到體質與環境因素交互影響所造成的，相關病因簡述如下：

受到體質因素影響

1. 遺傳

根據研究顯示，憂鬱症有家族傾向，但其遺傳性並不高，例如有一等親罹患嚴重憂鬱症的人，這一輩子得到嚴重憂鬱症的機率是一般人的2~3倍。

憂鬱症為多因素疾病，基因部份也絕非單一基因遺傳，根據近年來的研究發現，某些調控單胺類神經傳導介質（如血清素）的基因可能與抗壓性及情緒障礙有關，但目前尚無定論。

2. 單胺類神經傳導介質

腦中的某些單胺類神經傳導介質，與我們的情緒調適、抗壓能力、生理需求（食慾、睡眠、性功能）以及自律神經系統穩定度有關。其中最有名的就是血清素、正腎上腺素與多巴胺等。這些單胺類神經傳介物質的活性降低，就可能出現憂鬱症狀。抗憂鬱劑之療效，是因為此類藥物可以增強單胺類神經傳導介質的功能。

3. 腦功能衰退

憂鬱症個案腦部的某些區域，如前額葉、顳葉，海馬迴功能會下降，甚至有萎縮的狀況，顯示憂鬱症患者這些區域腦部功能變差。根據研究顯示，憂鬱症個案腦部「神經滋養因子」較低，神經滋養因子降低會造成神經突觸（神經細胞間之傳導聯結）減少，甚至神經細胞死亡。反過來說，這些區域如果遭遇傷害，包括中風、頭部外傷等，也可能會造成憂鬱。

4. 身體疾病

很多身體疾病如腦部病變（如中風、巴金森氏症）、荷爾蒙疾病（如甲狀腺機能低下、女性荷爾蒙波動）、病毒感染、心臟及血液循環疾病、呼吸系統疾病……等，都會影響腦部情緒運作功能，可能會導致憂鬱症。

5. 酒精和藥物

酒精和藥物（包括濫用藥物或處方藥物）也可能會引起憂鬱症。酒精及濫用藥物會傷害腦子，傷害腦子就可能造成憂鬱，藥物部份只要可能影響到腦部單胺類神經傳導介質，就有可能造成憂鬱症。

受到環境因素影響

1. 成長時期壓力

兒童時期腦部正在發育，對壓力的敏感度較高，受到重大刺激，如失親，或長期壓力，像是虐待或負面教養態度等，容易讓腦部更加脆弱，影響人格特質，讓個體的抗壓性降低，產生焦慮、憂鬱、自尊心喪失，而衍生出憂鬱症。

2. 急性壓力

憂鬱症常發生在急性壓力之後，造成大家「壓力造成憂鬱症」的誤解。其實很多憂鬱症和外在壓力無關，但是壓力也的確會讓有憂鬱體質的個體產生憂鬱症。所以壓力也是憂鬱症的多重因素之一，更準確的說，應該算是憂鬱症的「促發因子」。

哪一種壓力容易造成憂鬱症？心理學的理論各家爭鳴，尤其精神分析學派之理論更是華麗浪漫，但是用科學眼光客觀評論，「壓力」應該是「非特異性」的，端視個體對於壓力的感受而定。壓力是否過大，和三個因素有關：第一當然是「壓力源」本身，第二是「個體之抗壓性」，第三是「個案對壓力源的主觀認知」。

所謂「個案的主觀認知」指的是對壓力源的感受，比方說，考試失利，對某甲可能是小事，對某乙可能有如天塌下來一般。又如，「喪偶」應是相當大的壓力，但對某些人來說，「寵物過世」可能更加難過。

3. 社會支持

家人、朋友精神或實質的支持，統稱為「社會支持」，社會支持有助於個體的抗壓性，屬於保護因子，在同樣體質、同等壓力之下，社會支持高的人，發生憂鬱症的機率當然較低。

受到心理因素影響

心理因素簡言之就是個體的「情緒管理」及「抗壓性」。學習放鬆、學習彈性、合理、正向的認知，都可以增加自己的情緒管理能力抗壓性。情緒管理除了本身經驗的累積之外，也可以經由教育、閱讀、聽講、討論或正式心理諮商而學習成長。另外，維持良好的身體狀況、規律作息、正常飲食、從事運動與健康的休閒活動等，也都是增強抗壓性的好方法。

＊重點筆記

情緒管理的方法除了本身經驗的累積之外，經由教育、閱讀、聽講、討論或是正式的心理諮詢也可以學習成長。

「生物—心理—社會」模式

現代心理衛生學者喜歡以「生物—心理—社會模式」來解釋精神疾病，就像前面所述，憂鬱症的病因也可以用這個模式解釋。因為各種生理心理因素，造成個體腦部脆弱敏感，遇到壓力時，抗壓力較差，缺乏社會支持，就容易罹患憂鬱症。

若我們以船來比喻一個人，以船要沉了來比喻這個人得了憂鬱症。船要為什麼會沉，一定是有破動，船身有破動，原因有很多，例如造船材料有缺損（基因）、碰到礁石（腦傷、疾病）、海水腐蝕（藥物、酒精）、年久失修（老化）……等；壓力（停在船上的水鳥）會加速船的下沉，支持系統（排水設施）則是避免船下沉的保護因子。

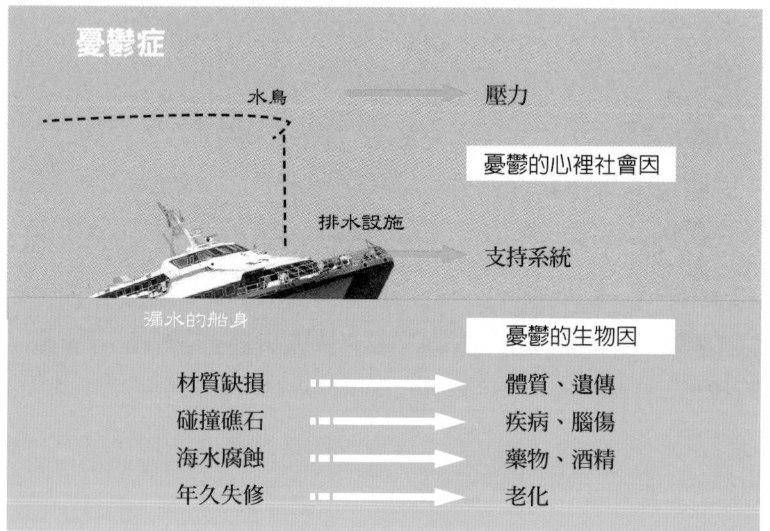

Q14

壓力會影響身體健康？

壓力本身是中性的，它也有正向的一面，
適當的壓力會讓我們保持動力

「壓力」對很多人來說，似乎永遠是一個負面的名詞。其實壓力本身是中性的，它也有正向的一面，適當的壓力會讓我們保持動力。試著想想，如果沒有考試，學生會「認真地」讀書嗎？如果沒有獎懲，公司同仁會自動自發地工作嗎？就算是完全出自於內心的責任感和榮譽心，這也算是一種內在的壓力。我常說；「壓力，是必要之惡」。

適度的壓力會帶來成就

行為科學研究發現，「壓力」與「成就」具有一種有趣的相關性：想像一個座標，橫軸是壓力，縱軸是成就，兩者的相關性就是一個鐘型的曲線。壓力小則成就低；如果壓力逐漸增加，成就也逐漸增加；適度的壓力可以讓個體達到最佳成就；但是如果壓力過大，個體調適不過來，成就反而會降低。

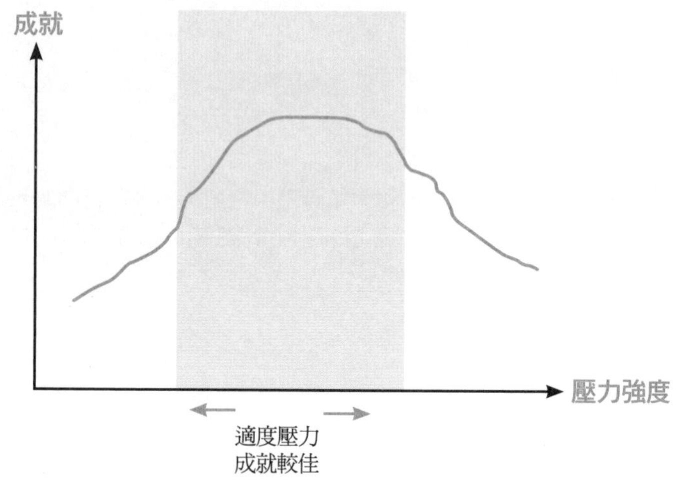

壓力的大小是相對的。如前述壓力是否過大，和三個因素有關，第一當然是「壓力源」本身，第二是「個體之抗壓性」，第三是「個體對壓力源的主觀認知」（將於Part3中詳細討論）。

壓力不是憂鬱症的直接病因，但是壓力的確也會讓我們感到不舒服。過大的壓力會影響身心健康嗎？首先，要瞭解壓力對身心狀態的影響。壓力會升高自律神經系統的張力，引起心跳加速、冒汗、呼吸急促，血壓及血糖上升，肌肉僵硬等等症狀。長期壓力更會影響到內分泌、免疫力等各種生理機能，有些患者會便秘或是腹瀉，一般稱為「腸躁症」，也有人會以頻尿表現，稱為「膀胱激躁症」。

壓力也會讓原本有精神疾病的患者病情惡化，原本控制良好的憂鬱症患者可能會復發，而焦慮症患者也會因為壓力而更緊張，精神病患者的病情也常因壓力而加重。

> *重點筆記
>
> 壓力過大會讓自律神經（交感神經）的張力增加，引起心跳加速、冒汗、呼吸急促及血壓、血糖上升、肌肉僵硬等。

壓力也可能造成適應障礙，急性重大的心理創傷甚至可能造成「急性壓力反應」或是「創傷後壓力症」。

長期的壓力會使某些身體疾病加劇；例如心臟病、偏頭痛、消化性潰瘍、高血壓、下背痛及性功能障礙、乾癬等，甚至是癌症，都可能受到壓力的影響。學習壓力的適當調適，增加自己抗壓性，對個人的身心健康相當重要。

我要如何減輕壓力？

「壓力」不是憂鬱症的直接病因，但是壓力卻可能會「促發」或是「加重」憂鬱症

減壓最好的方法就是離開那個壓力源，但是很多人的狀況都是當他離開一個壓力源，卻會發現自己又陷入另一個壓力情境中，陷入一個壓力循環之中。人生處處有壓力，我們該思考的是「如何面對壓力？如何處理壓力？」而不是尋求沒有壓力的烏托邦。

「壓力」不是憂鬱症的直接病因，但是壓力卻可能會引起適應障礙，「促發」或是「加重」憂鬱症，也可能會「促發」或「加重」身體疾病。所以如何面對壓力、處理壓力，是身心健康的重要因素。

面對、處理壓力的方法

1. 理解壓力的必要性

適當的壓力是健康的。瞭解壓力的正面意義，才不會整日怨天尤人，積極面對壓力。

2. 找出壓力源，減輕不必要的壓力

人不可能沒壓力。但是要減少不必要的壓力，是我們可以做到的，例如，不要自己攬太多事，或是承諾自己做不到的任務。設法找出壓力源，釐清事務輕重緩急，略作取捨，達到適度平衡。

3. 調整對壓力源的主觀認知

所謂「主觀認知」指的是對壓力源的感受，像是考試失利，對某甲可能是小事，對某乙可能有如天塌下來一般。這種對壓力的感受與先天個性與成長經驗有意。可經由閱讀、聽講、個別或團體討論，學習彈性、合理、正向的認知。

4. 適度的調適宣洩

以下舉例調適壓力的幾種方法：

（a）審視所有生活上的壓力。

（b）列出壓力明細表，看看是否有可以減輕消除，或是重新取捨的。

（c）盡量避免明知會對自己造成壓力，且可以避開的人事與情境。

（d）釋放壓力，適時尋求發洩管道與協助。

（e）尋求無害的發洩情緒方法，例如大叫、捶打枕頭、跑步運動等。

5. 調整體質，增加抗壓性

維持良好的身體狀況、規律作息、正常飲食、適度運動、學習放鬆、從事健康的休閒活動，如逛街、看電影等都能增加抗壓性。但可惜常因為需要毅力、恆心與時間而無法達成。

✽重點筆記

所謂調整好體質，就是作息規律、飲食正常、適度運動、學習放鬆及從事健康的休閒活動等。

6. 尋求家人朋友協助

壓力過大時，適時的求助是必需的，多與親朋好友老師聊天討論。「傾訴」本身即有減壓效果，與他人分享經驗或是尋求建議，也很有幫助。

7. 尋求專業的協助

如果壓力造成情緒或身體不適，影響生活功能，或是覺得對自己的情緒失去掌控力，這就表示你需要專業協助了。學生可尋求學校諮商中心或諮商輔導組；一般民眾可尋求「諮商心理師」、「臨床心理師」或「精神科醫師」幫忙、接受心理諮商、治療，甚至醫療處置。

整體來說，「壓力源」常是最難克服的。所以如何增加自身的抗壓性，學習彈性、合理、正向的認知才是較積極的方法。當壓力過大時，適時的求助，不論親朋好友或是專業協助—諮商、心理治療甚至醫療幫忙都是可行的。

捨得，也是減壓的策略

我的好友A君、B君，都是醫學中心表現秀異的學者醫師。兩位醫師雖然任職於不同醫院和科別，但是在其臨床、研究、教學上，同樣忙碌，也同樣有成就。

偶有聚會，A君老是眉頭深鎖，唉聲嘆息，抱怨事情做不完，訴說各種委屈：「連到醫學院教書，門診請人代都會被病人告，這是什麼世界？」。我常勸他，事情多，就不要接太多演講，少作一些研究，減少一些門診。通常A君的標準回答是：「演講為學術交流，人家邀請是榮幸；……研究太有趣了，那是我的志業；……減診，那病人誰看？……」有時我也會半開玩笑的點點他：「病人誰看？全世界又不是只有你一個醫師。」個性好強，要求完美，凡事捨我其誰的脾氣，讓A君一直被「未完成的事」壓得喘不過氣。

B君則是另一類型的人，他也會抱怨事情做不完，但是卻一付自得其樂的樣子。「反正我是工作狂，工作越多越快樂……」，他說。不過大略瞭解一下他的時間表，會發覺他演講多，研究也多，門診卻較少。他任職的醫院門診看得少薪水也較少，問他門診為何不多看些？B君說：「事情做不完，總要有所取捨。」雖然兩者都是工作狂，事情做不完一樣是壓力，然而適度取捨才是最聰明的做法。

適度取捨，輕鬆自在

近年台灣經濟發展迅速，「職場壓力」成為熱門的主題。我曾帶過一些職場「減壓團體」。從臨床經驗發現，職場壓力雖然有一定程度來自機構或上司任務要求，另外有一部份卻常是個案自己「攬來的」。所謂的「攬來」除了實質工作負荷之外，還包括過高的「自我要求」及「競爭性」。

在這種「減壓諮商」中，除了進行心理支持、認知重塑、放鬆訓練之外，自己常常覺得有點在「勸世」的味道，勸個案要「捨得」，要「放下」，要「自在」。當然，這些也都是屬於認知治療的一部份，看起來「好像太淺顯了」，就像是在說教一般。

「少作一些事，自然較輕鬆」，「少競爭比較，自然較平靜」這些道理誰不知道？不過淺顯歸淺顯，說教歸說教，很多人就是無法領悟，無法身體力行，才會壓力大啊。「捨幾得幾，無捨無得」，懂得取捨，功名、利祿、健康、休閒……適度平衡，取自己之所長，就自己之所樂，有所爭有所不爭，自然輕鬆自在。

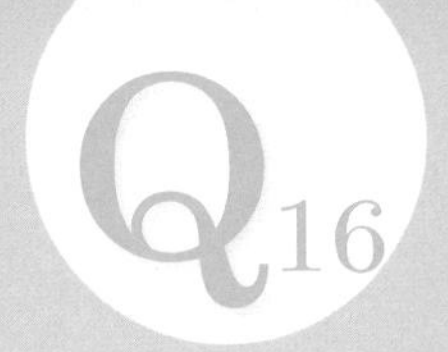

他（她）會不會想不開？

自殺，是必須正視的社會問題，就精神病理的觀點認為：自殺與「憂鬱症」有極大的關係

自殺，不僅是個人生命的消殞，也會讓所有親友錯愕、難過、婉惜，甚至感到自責。生命可貴，為什麼有人會想不開呢？

是環境的變動、個人的壓力，還是體質，導致了自殺？自殺該如何防治？我們該如何協助可能會自殺的人？這些都是現代人應當瞭解及正視的問題。

為什麼會自殺？為情、為財、為名譽、為尊嚴、為宗教、為國家……等；為愛、為恨、為抱歉、為報復、為逃避……等。自殺的原因有千百種，也有各種心理學、社會學及生物醫學上的詳細研究和解釋。

就精神病理的觀點則是認為，自殺與「憂鬱症」有極大的關係，國內外的研究皆指出，絕大多數的自殺個案都有精神科方面的疾病，其中最多的是憂鬱症，約佔有八成以上。

「誰」最容易自殺？

關於自殺的研究，自殺的危險因素（risk factor）太多了，我們把一些比較重要的整理如下：

1. **性別**：自殺行為女性較男性高，但自殺死亡率男性為女性的三倍。

2. **年齡**：十幾歲的青少年及老年人是自殺率較高的兩個族群。

3. **婚姻**：單身、分居、離婚、鰥寡者的自殺率較結婚者高。

4. **職業**：失業者自殺率為有工作者的十倍以上。

5. **經濟狀況**：經濟狀況不好者容易自殺。

6. **宗教信仰**：沒有宗教信仰者，自殺率較高。

7. **重大生活壓力**：尤其是重大的失落，如喪偶、突然失業或破產者，都是自殺之危險群。

8. **身體疾病**：有嚴重的身體疾病者，尤其殘障、慢性難治疾患、慢性疼痛、癌症等，自殺率較高。

9. **精神疾病**：憂鬱症、精神分裂症、酒癮或藥物成癮患者，自殺率高。

10. **個人或家族自殺史**：家族中有自殺史者或個人曾自殺未遂者，自殺率較高。

個案往往有「矛盾之心」

如果一個人想自殺，從一百層樓高的地方往下跳，「途中」他會有什麼感想？我想，一半以上的人可能會後悔忘了帶降落傘。

依據心理學研究，自殺個案在自殺的行動上最常出現的心理防衛機轉是「矛盾（ambivalence）」，也就是一個人往往在「死亡意念」及「求生本能」之間掙扎，人類都有求生的本能，很多自殺未遂者，事後對其自殺行為總是感覺懊悔或是不值得。也因為這樣，自殺個案在尋死行動的前後，總會出現求助的念頭或是行為，這個時候適時給予幫助，往往可能救回一條寶貴的性命。

大多數開發國家都會設置有「生命線」的組織，生命線的作用就是在提供自殺個案在最後一刻中止自殺毀滅的意念。

注意蛛絲馬跡

「自殺的人事前是否有所徵兆？」事實是有的，八成的自殺個案事先皆有些蛛絲馬跡，如果家人朋友能及早察覺，就可以避免悲劇發生。自殺個案可能有哪些徵兆呢？

1. 憂鬱心情：嚴重的憂鬱心情，尤其憂鬱伴隨躁動不安者。

2. **憂鬱思考**：無助、無望、無價值感。尤其產生「無望感」，一個認為人生無望的人，隨時可能會結束自己的生命。

3. **憤怒**：強烈而無法宣洩的憤怒或是仇恨。

4. **行為上的徵兆**：出現反常或特別的語言、行為，像是本來鬱悶的症狀突然間消失；清理自己所有的東西，或是將自己心愛的物件分贈他人，這是準備了結生命的警訊；經由文字或是言語透露出厭世的念頭，甚至寫告別信給至親好友；立遺囑、交代後事。

5. **言語上的徵兆**：估計約有百分之八十的自殺死亡人，生前都曾談到他們的自殺想法。我們必須嚴肅地看待那些提及自殺的人，不要以為他們只是說說，甚至誤以為他們在威脅，記住，即使是威脅，也可能成真。

＊重點筆記

想要自殺的人通常會有徵兆，像是開始清理自己的東西、把心愛的物件送人、交代遺言和後事等，身旁的人宜多加注意。

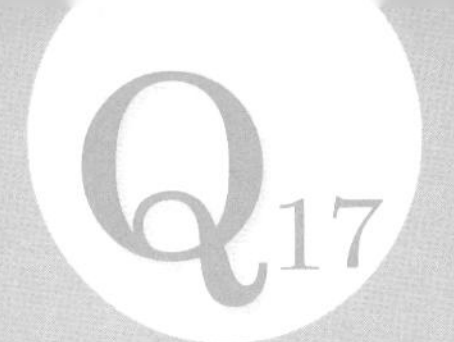

他(她)想不開，我們該怎麼辦？

找到正確方法去救助有自殺意念的人，周圍的人，包括家人、同學、同事或朋友，往往都是最能幫助自殺者的人

周圍的人，包括家人、同學、同事或朋友，往往都是最能幫助自殺者的人。所以，當你發現周遭有人有自殺徵兆時，你就是他最好的危機處理協助者。我們該如何協助他們呢？

1. **與個案建立良好的關係**：秉棄主觀的價值判斷及道德感，真誠的去幫助他。陪伴他度過困難，傾聽個案的傾訴，同理而包容。不要只作表象無意義的安慰：例如「這是小事，不會有問題的！」「看開一點」……等，這些都是不恰當的安慰話語。

＊重點筆記

直接探問有自殺傾向的人關於自殺的想法，並不會提醒促使他們產生自殺念頭，相反地，可以讓他們有宣洩的管道。

2. **直接探詢自殺意念**：有些人不敢直接探問個案有關自殺的想

法，就是怕不提還好，一提反而提醒個案該採取行動。其實這是不會的：直接探詢可讓本來就想自殺的人，說出他們的想法，有宣洩作用，對旁人也可更警覺而作適度防範。而向那些沒想到要自殺，並不會因為這樣而產生自殺念頭。

3. **不要責難個案**：不要與個案爭辯自殺之對錯，更不宜責備他，而是要用支持、關懷的態度去了解他的感受與困難，給予心理上的支持。試著把焦點放在困境本身，鼓勵正向思考，協助個案重建與學習處理危機的能力。

4. **多予陪伴**：自殺企圖極強或已有自殺計畫的個案，需隨時陪伴，儘可能讓他無法取得自殺工具，或是避免他處於可以自殺的情境，必要時可以強迫個案就醫。

5. **治療憂鬱**：自殺個案有八成以上都是罹患憂鬱症，根據科學證據顯示，治療憂鬱症是減低自殺率最有效的方法。當然，「自殺防治衛生教育」或「生命線」對個案的發現、轉介，或是自殺行為之臨門煞車，都有其貢獻。

你就是自殺防治守門人

國家自殺防治中心及自殺防治學會近年來積極推動「自殺防治守門人」概念。自殺防治守門人原義指的是「定期接觸遭受痛苦、危難的個人或家庭之人。」後來衍生出廣義的自殺防治守門人定義：「當個人接受簡單適當的訓練，懂得辯認自殺危機，並對有自殺風險者做適當的回應或轉介，具備初步防範自殺的能力者，即可稱為「自殺防治守門人」。

不見得專業人員才能算是「自殺防治守門人」，每個人都可以成為守門人，可以是老師、鄰里長、警察、志工、社工師、開業醫師、農藥販售商、美髮師……甚至是熱心的親戚朋友、鄰居等。

守門人要做些什麼？要怎麼做？ 如果身邊有人處於生命中的困境，只要願意伸出溫暖的雙手，就有機會化解生命消逝的遺憾。

自殺防治中心推廣的「守門人 123 步驟」為「一問二應三轉介」：

1. **問**：詢問，是不是感到不快樂、有想不開的念頭嗎？詢問情緒困擾的程度，評估其嚴重性。

2. **應**：對自殺高風險故個案做適當的回應，說服當事人積極地延續生命，給予希望。專注地傾聽、接納並全心感受、適時回應。

3. **轉介**：協助尋求資源，主動積極的轉介。守門人為自殺防治「早期發現、早期協助」的第一線尖兵角色。自殺防治學會，自殺防治中心及社區心理衛生中心皆定期辦理「自殺防治守門人訓練課程」。歡迎有志趣的民眾一起來為自殺防治盡一份心力。

戰勝憂鬱，迎向生命

自殺是一種求救訊息，也可能是某些精神疾病表現出來的症狀。自殺的防治包括自殺的高危險群之早期發現，自殺意念、自殺行為之第一時間救助，以及積極有效之精神疾病治療（尤其是憂鬱症）。

Q18

我要如何幫助自己？

生命無價，當你有想不開的念頭，
應找人談談或是求助於專業人員

如果很不幸的，你就是需要幫忙的個案，你本身出現想不開、不想活的念頭，那又該怎麼辦呢？我給了幾點建議如下：

1. **找人談談**：將心中的鬱悶、痛苦、怨恨等，向家人或朋友傾訴，若能就此豁然開朗何其幸哉，否則也達到情緒宣瀉、心理支持之效果。

2. **求助專業人員**：如果有需要，你可以求助專業治療師。包括電話諮商（如生命線、張老師）、網路諮商、學校的輔導老師、社區或機構之諮商師、心理師等。

3. **求助精神科醫師**：若狀況嚴重，就應該要直接求助精神科醫師。除接受諮商輔導外，也可瞭解自己是否罹患憂鬱症或其他身心疾患。如果是憂鬱症或其他身心疾患，應該積極治療，這些都是迫切需要的。

4. **宗教的慰藉**：如果你有信仰，或是因緣接觸而不排斥宗教，或許可在宗教中獲得支持、慰藉與信心。

5. **憂鬱症之處理**：自殺與憂鬱症有密切相關，處理憂鬱情緒及憂鬱思考是最重要的。更重要的是，不要諱疾忌醫，憂鬱症是會好的病，應積極接受治療。

生命無價

生命無價，聖嚴法師曾說：「多想兩分鐘，未來還有許多的活路可走！」，「只要還有一口呼吸在，生命就有無限的可能！」珍惜生命、遠離陰暗、迎向陽光，作個努力面對人生挫折的勇者。

重點筆記

自殺與憂鬱症之間有密切相關，處理憂鬱情緒及憂鬱思考是最重要的。更重要的是，不要諱疾忌醫，憂鬱症是會好的病，應該積極接受治療。

Part [3]

「誰」最容易得到——憂鬱症？

女性比較容易罹患憂鬱症嗎？

根據科學證據顯示，憂鬱症的發生率的確有性別上的差異，國內、外流行病研究結果指出，同一個國家或是社區女性憂鬱症盛行率是男性的兩倍左右

女性比較容易得到「憂鬱症」嗎？從古自今，大家普遍的印象都是女性比較容易感到焦慮，也比較容易憂鬱。這算是一種性別偏見（歧視）還是事實？

根據科學證據顯示，憂鬱症的發生率的確有性別上的差異，國內、外流行病研究結果指出，同一個國家或是社區內，女性憂鬱症盛行率是男性的兩倍左右，這種差距是從青少年時期開始，青年、中年、老年，各個年齡層都是一樣的。

不同年齡憂鬱症盛行率

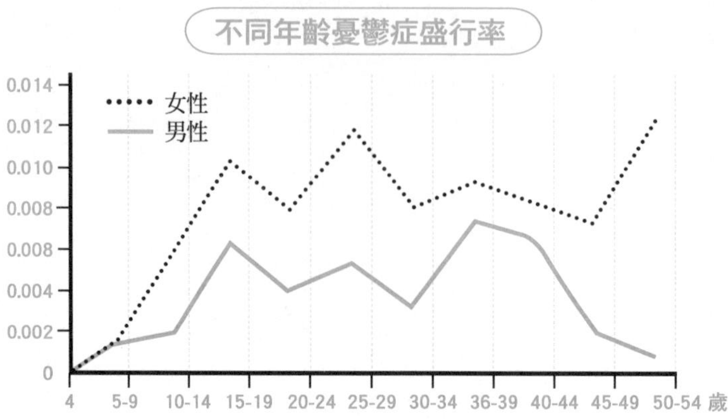

女性比較會得到憂鬱症，可能的原因有很多。曾被提出來的如下：

1. **心理社會因素**：自古女性就是社區網絡上重要的連結點，為女、為妻、為母、為媳婦、為妯娌……等，扮演多重的社會角色，現代女性更可能因為進入職場，加上職場負荷及更複雜的人際關係，必需承擔比男性多更多的壓力。而我們的社會一向對女性較為壓抑，女性被要求要馴服、要順從、要溫良恭儉讓，使得女性缺乏適當的宣洩管道，自然容易引發情緒或身心健康問題。

2. **生物因素**：生物部分，更受到注意的是女性荷爾蒙與神經傳導介質之互動關係。

雌激素（estrogen）對中樞血清素（serotonin）系統及正腎上腺素（norepinephrine）系統有增強作用，對多巴胺（dopamine）系統則是抑制及穩定作用。其中尤其是與血清素系統的關聯最為明顯。而血清素系統與我們的情緒息息相關。女性在一生當中，荷爾蒙隨著月經週期、懷孕、更年期而波動，因而，這也造成女性在不同時期，比較容易產生情緒障礙。

從生理學觀點，女性生命週期中，較易憂鬱的時期都是雌激素下降或波動的時期，包括以下幾個時期：

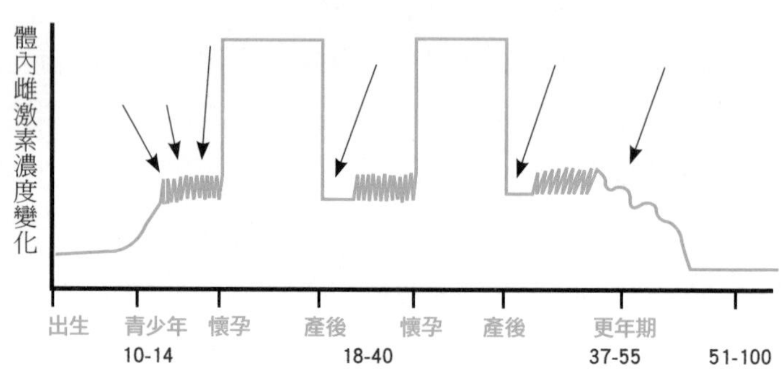

1. **月經前**（黃體期）——**經前不悅症**（premenstrual dysphoric disorder, PMDD）：

女性在月經前出現的不適，統稱「經前症候群」（premenstrual syndrome）。如乳房脹痛、頭頸背痛、食慾增加、疲倦、情緒低落、易怒或失眠等。約有80%之女性有經前症候群，絕大多數症狀輕微，不影響日常生活功能；但有3~5%之婦女情緒症狀嚴重，尤其是憂鬱、易怒等情緒症狀明顯，稱「經前不悅症」。

2. **生產後——產後憂鬱症**（post-partum depression）：

多數婦女在產後二到四天會出現的輕度憂鬱狀態，一般不會超過二週。只要支持系統完善，一般可以完全消失，稱之產後輕微憂鬱情緒（postpartum blues），不需要特別治療。不過，10%的產婦會出現較嚴重之憂鬱，符合重鬱症之診斷，稱「產後憂鬱症」。

＊重點筆記

月經前不悅症、產後憂鬱症、更年期憂鬱症等，這三個都是常見的女性憂鬱症。

3. **更年期——更年期憂鬱症**（peri-menopausal depression）：

「更年期症候群」主要分為兩大類，第一類是生理症狀，如發熱、潮紅、盜汗、虛弱、暈眩、陰道黏膜萎縮等；第二類是情緒症狀，如緊張、焦慮、失眠、注意力不集中、疲累、記憶減退、情緒不穩、易怒、憂鬱等。更年期情緒症狀常於更年期早期，甚至在停經前數年即出現。

上述三種女性均在人生歷程中出現的情緒障礙，我們將在以下幾個章節中討論。另外我想提出兩個常被誤解的重點：（a）上述三類女性情緒障礙並非肇因於「荷爾蒙異常」，而是「正常荷爾蒙波動→影響敏感的血清素系統」而形成，需調理的主體是神經化學體系，而非荷爾蒙。（b）「女性較易憂鬱」是科學，不是偏見，更無關「性別歧視」。其實有很多疾病都是男性罹患病率高，但從來沒人說這是一種「男性歧視」。

情緒跟月經週期有關嗎？

經前症候群會影響女性的情緒，女性在月經前的確比較容易出現一些身心症狀

女生月經來了情緒會不穩，真的是這樣嗎？

女性在月經前的確比較容易出現一些身心症狀，這些身心不適，統稱「經前症候群（premenstrual syndrome）」，簡稱PMS。在身體方面，會出現乳房脹痛、腹脹、水腫、頭痛、肩頸背痛、關節肌肉酸痛、食慾增加或減少、胃口改變（如嗜吃甜食、或刺激性食物）、疲倦、易累等現象。

重點筆記

月經前有注意力不集中、情緒低落、緊張、敏感、易怒、性慾降低、睡眠障礙……等症狀，還有乳房脹痛、腹脹、水腫、頭痛、肩頸背痛、關節肌肉酸痛、食慾增加或減少、胃口改變（如嗜吃甜食或刺激性食物）、疲倦、易累等現象者，統稱為經前症候群（PMS）。

在精神狀態方面，可能有注意力不集中、情緒低落、緊張、敏感、易怒、性慾降低、睡眠障礙等症狀。

約 80% 之女性同胞有 PMS，但絕大部份症狀輕，不影響日常生活功能，藉由飲食、生活調適就可改善，所以 PMS 不算是疾病。但有3~5%之婦女情緒症狀特別嚴重，尤其是憂鬱、焦慮、易怒、注意力不集中等症狀很明顯，嚴重影響到生活功能，稱之「經前不悅症（PMDD, premenstrual dysphoric disorder）」，經前不悅症屬於憂鬱症的一種亞型，應該尋求精神科或身心科醫師的專業治療。

一般月經只要週期在 23~35 天左右，都算是正常範圍。月經週期的算法如下：月經開始首日是週期的第一天，前面 14 天是屬於所謂濾泡期，第 14 天左右是為排卵日，濾泡期主要是以雌激素這種女性荷爾蒙為主。這段期間，一般並不會有經前症候群出現。14 天後到下次月經來潮的這段後半週期，稱為黃體期。這時候黃體激素開始分泌，尤其在晚黃體期，就是月經來前 7~10 天（有些人只有 2-3天），容易產生輕重不等的「經前症候群」或「經前不悅症」。

月經週期

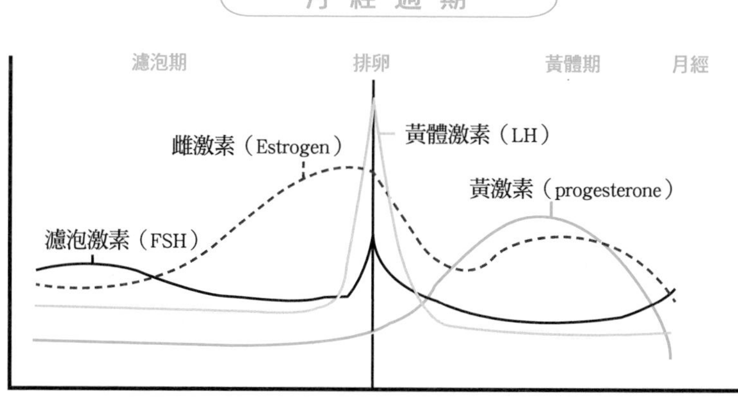

經前症候群原因錯綜複雜，可能是和黃體激素、雌激素比例失調有關。另外，營養不均衡（高脂肪或糖鹽過多）、維他命 B_6 不足、甲狀腺內分泌失調、鈣質缺乏、身心壓力、睡眠不良、環境污染等，都可能會影響經前症候群的表現。症狀嚴重的經前不悅症，一般發生在 25~35 歲間的女性。

另一種狀況稱「月經前加重（premenstrual exacerbation, PME）」。女性的諸多疾病，尤其與神經系統、免疫系統免疫系統有關的疾病，在很多個案中都可能出現「月經前加重」的現象。

所有的精神疾患，失眠症、焦慮症、憂鬱症、精神病等，30~50%的女性患者可能會在「月經前加重」。應該加強女性患者這方面的自我覺察，以提供醫療人員醫療照護的參考；醫師及各醫療專業人員在診治女性個案時，應注意月經週期對病情的影響，提昇醫療照護品質。

問卷A

經前不悅症的診斷

□ 1. 過去一年，你是否大部份的月經來潮前有一個禮拜左右的明顯情緒變化？

□ 2. 在這段期間，你日常活動或人際關係是否出現困難，工作效率減低或變得退縮不喜社交？

□ 3. 月經來潮前你是否大部份時間有下列問題？

a. 你覺得悲傷、心情低落、憂鬱、 無望或自責？

b. 你感覺特別焦慮、緊張或不安？

c. 你常會突然悲從中來或流淚或對別人的批評特別敏感？

d. 你會覺得易被激怒、生氣或好辯？

e. 是否對一般的活動較少興緻，如工作、消遣活動或與朋友聚會？

f. 是否注意力不易集中？

g. 你會覺得精疲力竭、疲倦或缺乏動力？

h. 你的胃口改變嗎？吃得過多或渴求特別的食物？

i. 你有睡眠障礙或睡得太多嗎？

j. 你會覺得瀕臨崩潰或是有失控感嗎？

k. 你有身體症狀，如乳房腫脹或壓痛、頭疼、關節或肌肉痛、身體腫脹感或體重增加嗎？

※解答：問題1答「是」，問題2答「是」，問題3中有其中5項，或更多答「是」你就可能罹患「經前不悅症」。

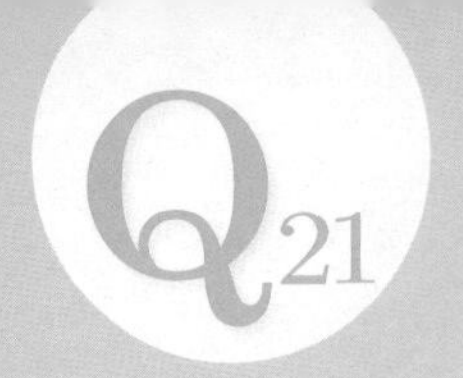

經前不悅症該如何治療？

經前症候群（PMS）不需要治療，調整飲食、生活步調就可以。經前不悅症（PMDD）的症狀則比較嚴重，應該尋求專業治療。

治療部分，分為下面兩個部份來討論，

1. **自我療癒**：

（a）**飲食調整**：避免吃高脂肪、太鹹、過甜及生冷食物，還有油炸食品、咖啡、巧克力、糕餅及冰品類。

（b）**營養補充**：每天可加服1000毫克鈣片及50毫克維他命B_6。

（c）**運動療法**：每週最好有至少三次以上，30分鐘左右的有氧運動。

（d）**身心放鬆法**：主要強調壓力管理技巧。每個人適合的方式不同。例如冥想吐納、指壓按摩、肌肉放鬆法、意像引導法，或是生理回饋訓練等等。

*重點筆記

飲食清淡、補充鈣片和維他命B_6、規律運動及練習吐納、指壓等，都有助於改善經前不悅症。

（e）每日症狀記錄：藉由自我深入了解認識，並利用認知行為技巧，控制身心穩定度。

2. 醫藥治療：

經前不悅症可以使用西醫治療。

（a）抗憂鬱劑：根據一些研究顯示，某些神經傳導物質失調，如血清胺（Serotonin）等，和嚴重經前症狀候群或經前不悅症有關；抗憂鬱藥是目前經前不悅症的首選有效藥物。這類藥物在高劑量時，可以當作抗憂鬱劑；中低量時，對經前症狀療效頗佳。這些藥物既安全又少副作用，沒有上癮的危險，一般建議每天服用2個月經週期（2個月左右）之後，再改成月經前有症狀再服用即可。抗憂鬱藥對於情緒、易怒方面有幫助，少數個案連水腫、嗜吃現象也可改善，一舉數得。

（b）抗焦慮劑：焦慮不安、煩躁、易怒等症狀，可在短期中使用低量的鎮定劑。

（c）口服荷爾蒙治療：症狀嚴重者可以口服荷爾蒙治療，但是必須在有經驗的婦產科專科醫師評估後才能進行。少數人因水腫、腹脹嚴重，有時候須要用短期利尿劑治療，但要小心低血壓或低血鉀。

另外，根據林口長庚醫院作的研究，經前不悅症個案，其發生憂鬱症、焦慮症、更年期障礙及其身心情緒疾病的機會比一般人高，必須細心追蹤診治。

懷孕不是應該很高興嗎，為何會憂鬱？

婦女生產後因為荷爾蒙的影響，容易發生產後憂鬱

女性生產後二週至六個月之間，身心及荷爾蒙都還沒完全恢復，容易產生種種身心困擾。

生理方面，從懷孕到生產的過程中，母體荷爾蒙變化劇烈，尤其是雌激素在產後會急劇下降，雌激素波動下降容易造成情緒障礙。

心理方面，由於產後體力尚未恢復，還要照顧嬰兒，睡眠不規則而且勞心勞力。

社會因素方面，嬰兒出世家庭結構轉變、女性家庭工作角色變化也會影響產後的心情。

不過，現代醫學科學普遍相信，影響最大的還是體質與荷爾蒙。過去曾經罹患憂鬱症的婦女，發生產後憂鬱症的機率是一般人的3-5倍，也就是說，有憂鬱體質的個案，對荷爾蒙的波動較敏感，比較容易產生憂鬱症。

產後憂鬱有三種輕重不同程度

產後的情緒變化，可依嚴重程度概分為三類：

1. **產後憂鬱情緒**（postpartum blues）

這是最常見的，是指在產後二到四天開始出現的短暫憂鬱狀態，一般不會超過二週。這個狀況的發生率非常高，大約佔產婦的 50~80 %，大多數的人都是在產後 3~10 天內發生，發作的時間很短暫，從數分鐘到數日，最多不會超過二週；症狀比較輕微，主要的情緒表現是易哭、煩躁、疲憊、心情低落、易怒。在身體方面則會表現出頭痛、失眠、作惡夢等等症狀，對嬰兒則會表現出喜怒無常的矛盾反應，認為自己沒有擔起照顧新生兒的使命。

產後憂鬱情緒不算「病」，當然也不算「憂鬱症」。通常不需治療。建議要多給產婦支持和鼓勵，不需要使用藥物，通常預後大多良好。如果有逐漸惡化的趨勢，就需要請心理精神專家作進一步的評估，以預防演變成「產後憂鬱症」。

*重點筆記

產後憂鬱症主要的情緒表現是易哭、煩躁、疲憊、心情低落、易怒。在身體方面則會表現出頭痛、失眠、作惡夢等症狀。

2. **產後憂鬱症**（postpartum depression）

發生於產後 2~4 週，可能出現於 10% 的產婦身上。大多在生產三天後表現出來，它的症狀與和一般重度憂鬱症相似，例如心情低落、喪失原有興趣、疲倦無活力、無望無價值感、重覆死亡念頭、注意力不集中、思考動作遲滯等。

要注意的是，病程可能會發展迅速，個案會對不能盡母職而自責，部份個案甚至產生自殺或帶嬰兒一起尋死的念頭或行為。產後憂鬱症發作時間平均六至九個月，半數超過一年。

治療方面完全依據「嚴重憂鬱症」的治療原則與方針，如果能及早求醫，療效就會比較好。這時候親人應該及早帶個案來就醫。切記，「產後憂鬱症」是「生病」，不是「心理問題」，不要對她有太多的苛責。最好是能讓她卸下照顧嬰兒的重責大任，請保姆或是家人幫忙照顧小孩，讓個案靜養，並接受積極治療。

3. 產後精神病（postpartum psychosis）

大約一千次的生產中，就會有1~2例，產婦會出現激動、混亂、幻覺、情緒劇烈變化或徹夜不睡的現象，這種疾病可能和躁鬱症有關。這時候產婦要先排除其他內外科器質病因的可能：如感染、藥物濫用，或是戒斷、自體免疫疾病等，並施以抗精神病藥物治療，讓病情及早受到控制。

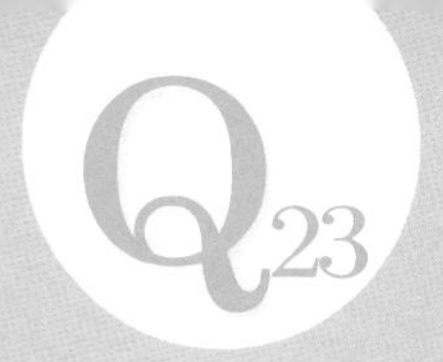

更年期一定會有憂鬱症嗎？

> 更年期是很正常的人生階段，不需太過於緊張，這個期間婦女因為女性荷爾蒙日漸下降，可能會產生種種身心不適

常有約莫四五十歲的女性問我：「我是不是已經是更年期了？」我會告訴她，每個人到了這個年紀，都叫作「更年期」。「更年期」是指女性卵巢功能逐漸退化，從生育期到不能生育期的過渡時期，是人生的一個階段，就像青春期一樣，是人生的一段過程。

「更年期」本身是中性的，沒有疾病上的意義。但是這段期間婦女因為女性荷爾蒙日漸下降，可能會產生種種身心不適，這些症狀如果嚴重到造成困擾，影響生活，就稱之為「更年期症候群」。

更年期有生理和情緒兩種症狀分類

「更年期症候群」主要分為兩大類，第一類是生理症狀，如發熱、潮紅、盜汗、虛弱、暈眩、陰道萎縮。長期缺乏雌激素，甚至可能會有尿道發炎、骨質疏鬆、動脈硬化、心臟血管疾病等病症；第二類是情緒症狀，如緊張、焦慮、失眠、注意力不集中、疲累、記憶減退、情緒不穩、易怒、憂鬱等。

更年期情緒症狀常見於更年期早期，甚至在停經前數年就開始出現。它的病因主要是在生物層面，與女性荷爾蒙下降有絕對相關；在心理社會方面，兒女長大脫離家庭、自己或是配偶退休、意識到自己老化，甚至可能有夫妻或家庭問題，都會讓女性感到無助與憂懼。

以前認為這些症狀是更年期特有的情況，故被稱為「更年期憂鬱症」。現在醫學家發現，更年期憂鬱或情緒症狀，與個案情緒障礙的過去史有關。也就是說，年輕時曾經有憂鬱症、經前不悅症、產後憂鬱症等的女性，到了更年期比較容易得到憂鬱症。故「更年期憂鬱症」與個案體質的關聯較大，它並不是更年期特有的病症，很多個案原本就有潛在的憂鬱體質、荷爾蒙缺乏之生理現象，激發了潛在的憂鬱。「更年期」只是一個「促發」，或者說「易感」（容易發生）因子罷了。因此精神醫學上已沒有「更年期憂鬱症」這個正式診斷了。

＊重點筆記

年輕時曾經有憂鬱症、經前不悅症、產後憂鬱症等的女性，到了更年期比較容易得到憂鬱症。

面對你的更年期

「更年期」是女性人生的一個階段，「更年期症候群」是更年期出現的一群不適症狀。若這段期間的情緒症狀嚴重到符合「憂鬱症」的診斷標準，那就是「憂鬱症」了。就像「青少年憂鬱症」、「老年憂鬱症」一樣，都是常用的名辭，但指的是「那段期間發生」的憂鬱症，而不是特有的診斷。

對於「更年期症候群」以往都是主張以荷爾蒙治療為主，近年來因為荷爾蒙治療利弊具爭議性，症狀治療及精神科藥物，尤其抗憂鬱劑成為第一選擇，但是嚴重身體症狀則仍以短期的荷爾蒙治療為佳。

除此之外，更年期婦女朋友應該注意身心調適，適度的運動與休閒、維持正常社交活動、積極走入社會、保持愉快的心情、抒解生活的緊張和壓力。但如果情緒症狀變得嚴重，尤其憂鬱症狀較明顯者，仍然建議轉介或求助「精神科」，配合精神科醫師的診斷評估，給予藥物（抗憂鬱劑）及心理治療，才能積極改善病情，得到良好的療效。

更年期不一定就需要治療

當然一直有反對「治療」更年期症狀的聲音，他們主張以飲食作息調適，衣著、環境的改變，認知心理建設等方式來克服這些不舒服。認為「治療更年期症狀」是醫學界過度「醫療化」與「性別歧視」的現象。

其實從來沒有醫師主張更年期婦女「通通要治療」。十位更年期婦女當中，大概三位會有明顯症狀，而其中只有不到一位嚴重到須服藥治療。這些須積極治療的女性同胞，可能盜汗到衣衫盡濕，可能恐慌到不敢出門，可能憂鬱到無法工作，可能嚴重失眠到身心疲憊……，這些都是她們親身受的苦，不是我們非當事人討論「醫不醫療化？」就能解決的。

*重點筆記

十位更年期婦女之中，大約有三位會出現明顯症狀，有一位可能會需要接受服藥治療。

「正常老化」與「疾病」的界線本來就不是那麼絕對，雖然是人生自然歷程，個體的不適已影響到生活、工作甚至健康，而現代醫學可以「相對安全」地解除這些苦痛，何樂而不為？

醫學的確一向以男性為思考中心，較忽略女性的生命經驗及需求。這是醫學界應該反思與改進的。然而，面對女性健康議題，侷限於意識形態，過度「醫療化」或「反醫療化」，都是不理性的。回歸個案本身，如何以最安全的方法，改善她（他）的苦痛，才是真正的人道與「尊重身體」。

「男性憂鬱症」和女性有什麼不同？

衝動和易怒是男性憂鬱症常見的症狀，
男性憂鬱症的另一特點是「比較少求助」

男性憂鬱症除了一般憂鬱症狀之外，最大的特徵是較為「易怒」與「衝動」。易怒與衝動讓男性憂鬱症個案也容易合併出現暴力、酒癮、藥癮等問題，比女性患者有較高的自殺死亡率。

男性憂鬱症的另一特點是──比較少求助。男性多半不願意面對與承認自己的情緒困擾，至精神科身心科就診或心理諮商中心求助的憂鬱症患者，男性人數遠遠低於女性。

有時候男性憂鬱症的表現並不典型

有時候，男性的憂鬱並非都會以典型的症狀顯露出來，而是用「隱藏式」的，或是「非典型」的表徵顯現。像是有些人會焦躁不安且具有攻擊性、有些人會藉酒或禁藥澆愁，也有些人會怨天尤人、有人會終日感到身體不適。這些表徵都容易被忽略或是誤解。

男性不容易察覺到自己已經罹患憂鬱症，經常是周遭的人先感受到患者的易怒情緒。但是易怒也常讓人誤以為這只是脾氣不好的表現而已，忽略了潛在的憂鬱症，延遲就醫的時機。

＊重點筆記

男性患者通常不容易發現自己有憂鬱症，通常都是旁人發現他易怒，而就算發現了，其就醫率也不高。

男性憂鬱症經常出現在青壯年時期

男性憂鬱症通常出現在青壯年時期，與女性於雌激素波動或下降時易得情緒疾病一樣，男性於更年期也容易得憂鬱症。雄性激素（睪固酮）的分泌高峰期在30歲以前，之後每年會以1~2%的速率下降；40歲以後睪固酮的下降就可能讓部份男士出現容易疲勞、注意力不容易集中、性慾和性功能衰退等症狀。

所以男性憂鬱症除了傳統心裡治療及憂鬱症治療之外，如果事發生在50歲之後，也可以考慮補充男性荷爾蒙，然而在荷爾蒙治療之前，必須先經過完整的檢查，例如是否有過睪丸炎、腮腺炎、輸精管結紮、心臟血管的功能、攝護腺特異抗原檢查（PSA），肝、腎功能、血脂肪及血糖，及最重要的睪固酮檢驗。部分睪固酮濃度低的憂鬱症男性患者，睪固酮輔助治療的確會有幫助，但是一定要在醫師的開立下才能服用。

男性憂鬱症雖然發病率較低，但易被忽略，求診率低。更重要的，男性自殺死亡率是女性的2~3倍。所以就像是我們要重視女性憂鬱症一樣，也應該對男性憂鬱症也有著高度的警覺與積極的治療。

小朋友也會得到憂鬱症？

兒童憂鬱症常以行為偏差或身體不適為表現症狀。心理社會因素極為重要。創傷、壓力、意外、災害……等，都兒童憂鬱症有關

雖然兒童得到憂鬱症的比例比成年人低很多，但是兒童確實也可能會罹患憂鬱症。兒童因為心智較為脆弱，憂鬱症的病因除了體質因素外，心理社會因素極為重要。創傷、壓力、意外、災害……等，都與兒童憂鬱症有關。

受虐是最常見的兒童憂鬱症導因

與兒童罹患憂鬱症相關的慢性因素最常見的就是「長期受虐」。急性誘發因素則是有失親（父母死亡或離開父母）、意外災害……等。

兒童憂鬱症的症狀大多與成人憂鬱症類似，如憂鬱情緒、易怒、失去興趣、注意力不集中、睡眠困擾、食慾改變、負面思考、罪惡感、無助感、無望感、死亡意

重點筆記

兒童因為表達能力有限，憂鬱常以身體不適或行為症狀來顯現。

念、疲倦、疼痛、社交退縮、自殺意念……等。

另外，還有些兒童特有的症狀，兒童因為言語表達能力有限，憂鬱症會以其他形式呈現，像是身體不適或是行為症狀。身體不適包括頭痛、腹痛、腹瀉、厭食、過食、甚至小便失禁等等；行為症狀則包括不守規矩、不聽話、逃家、不合作、反抗、攻擊、學習困難、衝動、搗亂或是其他不良行為……等。因此，兒童憂鬱症常被誤認為是行為問題或身體疾病而被忽視。

有下列狀況的孩子比較易罹患憂鬱症

- 重大失親或者失去有重要意義之人的經驗。
- 長期疏於照顧，或被虐待的兒童。
- 罹患嚴重慢性的身體疾病。
- 家族有罹患憂鬱症者。
- 家族有罹患精神病者。
- 家族有人是酒癮、藥癮者。
- 承受較多來自家庭、生理、心理或社會壓力之兒童。

正確對待有憂鬱傾向或憂鬱症的兒童

- 避免歧視或壓抑較退縮或能力較差的子女。
- 避免對子弟期望過高管教過嚴。要多溝通、稱讚。
- 多關心子女，理解、開導他們，讓孩子感到父母、家庭的溫暖。

• 鼓勵孩子參加活動，增進與同齡兒童的交往，增進人際互動。

兒童憂鬱症和成人憂鬱症一樣，是生病了，應該同樣接受心理治療或是藥物治療。儘管抗憂鬱藥物效果良好，但是要讓兒童服用抗憂鬱藥應保守謹慎，最好是請兒童精神科醫師診治。此外，兒童憂鬱症也可能造成自殺，對於已有自殺企圖或有過自殺行為的兒童，家長老師必須高度警惕，以避免不幸事件發生。

要如何對待「青少年憂鬱症」？

憂鬱症對於青少年影響極大，會導致學習、交友、家庭方面的功能障礙，更會影響青少年的身心發展，家人和朋友要留意身邊少年維特的煩惱

以往精神分析學派總認為，憂鬱症是因為自我與超我的衝突所導致，只有成年人才會罹患憂鬱症。事實上，憂鬱症已被証實是屬於腦子的疾病，而且第一次發病年齡約4% 是在青少年期。

青少年患憂鬱症的盛行率在2~8%之間，這是不低的比例，女孩子罹患憂鬱症的盛行率高於男孩。憂鬱症對於青少年影響極大，會導致學習、交友、家庭方面的功能障礙，更會影響青少年的身心發展。而最嚴重的問題就是「自殺」，近幾年自殺率佔台灣十大死因的第九名。

青少年很少罹患重症，但是十五歲至二十四歲的青少年，「自殺」死亡的原因高居第二名。自殺身亡的青少年個案中，80%以上都是因為患有憂鬱症。所以我們一定要正視青少年憂鬱症問題。父母、家人及老師也要儘早察覺身邊是否有罹患憂鬱症的青少年。

兒童不會表達自己的情緒，青少年則是不習慣對別人描述他們的情緒，所以同樣用行為來表達情緒。因此，某些憂鬱症的症狀容易被誤認為是發脾氣或叛逆行為，而其實這正是青少年憂鬱症的特徵。

如果身邊的青少年出現生活作息的改變（食慾變大或變小、失眠或嗜睡），學業成績變差、翹課、不想上學、人際關係變差、社交退縮、從事危險行為（如飆車）、與同學及父母老師的衝突增加、時常抱怨身體不適（如頭痛、胸悶、腸胃不舒服）等，就要特別注意。

重點筆記

要多留意身邊突然出現生活作息、學業成績變差、蹺課、不想上學、人際關係變差、社交退卻、衝突增加等問題的青少年。

當然青少年憂鬱症也會有情緒低落、易怒、負向思考……等症狀。實際上，青少年憂鬱症的診斷定義和成年人是一樣的。也就是說，他們有標準的憂鬱症症狀，只是不願意或是不知道該如何表達。所以突然出現行為、學業有問題，或生活作息混亂的青少年，要多關心、探問他的情緒和精神狀態。

青少年憂鬱症的治療除藥物與個別心理諮商外，家族諮商與團體諮商也會有所幫助。家族諮商以減輕憂鬱症狀及改善青少年的功能為目標，找出家裡面促發或是惡化憂鬱症的問題癥結。注意家庭成員之間互動，幫助家庭重新建立正向關係，增進家庭的凝聚力。增加青少年對家庭的信任，幫助父母建立有同理心的照顧者這個角色。

青少年比較願意和同儕談論自己的問題，所以團體諮商相當適合青少年。治療師會協助個案釐清自己或其他成員的問題，學習解決之道，並鼓勵團體成員彼此回饋和支持。

另外，青少年大多就學中，老師、導師都是第一線的輔導尖兵，可協助家長即早發現問題及處理問題，必要時也可轉介專業人員，學校諮輔中心也都是重要的資源。

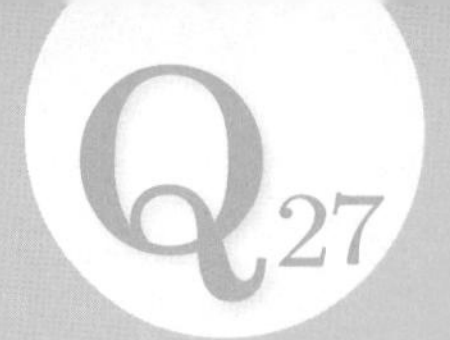

身體疾病也會造成憂鬱？

身體和精神是互相影響的，精神狀況不佳，容易影響自律神經、免疫系統，而引發很多身體不適

當一位個案因為身心不適來到診間，精神科醫師除了評估他的精神狀態之外，還會詳細詢問他的身體疾病及用藥史，甚至做初步的理學及神經學檢查。有時候個案和家屬都會不解的地問：「這裡不是精神科嗎？跟身體疾病有甚麼關係？」

當然有關係，身體跟精神是互相影響的。精神狀況不佳，容易影響自律神經、免疫系統，引發很多身體不適。同樣的，身體疾病也可能併發精神症狀。不論失眠、焦慮、憂鬱、狂躁、幻覺、忘想……等，都有可能是「器質性因素」引起的。

> ＊重點筆記
>
> 精神和身體之間是息息相關，所以精神科醫師必須先詢問身體疾病及藥史，先排除器質性因素。

精神科醫師除了先會談、評估後再下診斷之外，斟酌治療計劃之前也一定要「排除器質性因素」。所謂「器質性因素」指的就是「身體疾病因素」及「藥物因素」。也就是說，這位個案的精神症候，是不是身體疾病或是藥物造成的。

精神醫學界有句名言：「所有精神科症狀都有可能是身體疾病造成的。」不論失眠、焦慮、憂鬱、狂躁、幻覺、忘想……等，都有可能是身體疾病或是藥物引起。例如交感神經興奮劑（常用於氣喘、鼻塞）會造成失眠、焦慮；甲狀腺功能低下會造成憂鬱；神經性梅毒會造成狂躁；病毒性腦炎會造成幻覺；安非他命會引發妄想……。

如果精神症狀是續發於身體疾病或是藥物，原發因素的處理治療比精神科治療來得重要。如果是甲狀腺功能低下會造成的憂鬱症，如果沒有被診斷出來，任憑多厲害的心理治療，多好的抗憂鬱藥，只要甲狀腺功能未矯正，個案還是一樣憂鬱。

故器質性因素的鑑別診斷，成為精神科初診的重要工作。

雖然只有少部份的憂鬱症是由身體疾病或是藥物所造成，「器質性因素的鑑別診斷」仍是診治憂鬱症個案的必須步驟。各個器官系統的疾病都可能造成憂鬱症。腦部疾病、內分泌疾病、感染症、免疫疾病、腫瘤等疾病個案更常見併發憂鬱症。

雖然身體疾病併發的憂鬱症，也可能是因為病人的心理社會壓力引起的，罹患重症心情怎麼會好？但是這些疾病伴隨的憂鬱發生率、嚴重度、持續度與其原發疾病造成的苦痛或障礙不成比例，故只要達到重鬱症標準，一般仍歸因於「續發於身體疾病的憂鬱症」。若憂鬱症狀較輕，而且是對身體疾病的情緒反應，則應歸類於「適應障礙伴隨憂鬱」。

表A：常見併發憂鬱症的身體疾病

疾　病	內　容
神經疾患	腦中風
	腦瘤
	腦傷
	巴金森氏症
	失智症
	癲癇
內分泌疾患	甲狀腺功能異常（低下或高亢）
	腎上腺皮質醇功能異常（低下或高亢）
	副甲甲狀腺功能異常（低下或高亢）
感染症	病毒感染
	結核感染
免疫風濕疾患	類風濕關節炎
	全身性紅斑狼瘡
	其他結締組織疾病
呼吸胸腔疾患	肺氣腫
	睡眠呼吸中止症
維生素缺乏	維生素B群（尤其葉酸、B_1、B_{12}）缺乏
	維生素C缺乏
其他	癌症
	尿毒症
	嚴重糖尿病

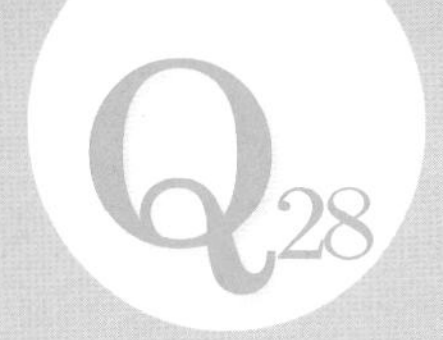

藥物也會引發憂鬱症？

某些處方藥物確實會引發憂鬱症，因為這些藥物的藥理作用影響到與情緒有關的腦部功能（例如腦神經傳導介質），進而衍生憂鬱症

很多藥物會引發憂鬱症，包括常用的處方藥物，因為這些藥物的藥理作用影響到與情緒有關的腦部功能（例如腦神經傳導介質），進而衍生出憂鬱症。本身有憂鬱體質的人比較容易受此作用影響。所以曾經罹患憂鬱症的人，有憂鬱症家族史的人都是高危險群。

某些處方藥會引發憂鬱症

處方藥也會引發憂鬱症，較著名者有如下幾類

1. 抗高血壓藥：

很多抗高血壓藥會造成憂鬱症，如reserpine、clonidine、propranolol……等。尤其reserpinem、clonidine等藥物，直接降低單胺類神經傳導介質，很容易引發憂鬱，像reserpinem現在已經很少使用。

2. 神經精神科藥物：

巴金森症藥物、巴比妥類藥、傳統抗精神病藥、鎮靜安眠藥等。

3. 類固醇與荷爾蒙類藥物：

類固醇與作用在甲狀腺及女性生殖荷爾蒙的藥物，都很容易引起憂鬱症。

成癮藥物、酒精也會引發憂鬱症

酒精和成癮藥物也有可能會引起憂鬱症。濫用酒精及藥物會傷害腦子，傷害腦子就可能造成器質性憂鬱，藥物部份只要可能影響到腦部單胺類神經傳導介質，就可能會造成憂鬱症。尤其中樞神經興奮劑停藥後的戒斷期。古柯鹼與安非他命是最有名的中樞神經興奮劑，它們會刺激大腦內的神經細胞，增加正腎上腺素與多巴胺系統的功能，使人產生興奮感。但是藥效消退之後，這些神經傳導系統功能反而會下降，造成嚴重憂鬱，個案會感到沮喪、嗜睡、食慾增加等。中樞神經興奮劑引起的戒斷憂鬱，通常症狀比較嚴重，甚至會出現自殺傾向。

不論是治療藥物或成癮藥物（成癮藥物是指會讓人上癮的藥）造成的憂鬱症，只要藥物停掉即可，但有時因治療需要無法停藥、換藥，或停藥後仍持續憂鬱，或停藥才出現的憂鬱症（如安非他命戒斷憂鬱症），則應以抗憂鬱藥積極治療。

表B：常見併發憂鬱症的藥物

藥物	容內
處方藥物或治療藥物	降高血壓藥
	抗生素
	消炎止痛藥
	癌症化療藥物
	類固醇
	避孕藥
	巴金森症藥物
	傳統抗精神病藥
	鎮靜安眠藥
	干擾素
	Cimetidine
成癮濫用藥物	鴉片類
	巴比妥類
	酒精
	中樞神經興奮劑（安非他命等）戒斷

精神疾病也會併發憂鬱症？

憂鬱症和許多精神疾病有共同存在現象；最常與憂鬱症一起發病的精神疾病是恐慌症、強迫症、精神病、失智症及酒癮、藥癮

憂鬱症也有可能與其他精神疾病一起出現。以往的學者總認為憂鬱症是續發於其他精神疾病，現在則以「共同存在（共病，co–morbid）」的觀念解釋這個現象，因為憂鬱症跟這些精神疾病的發病互有先後，而且症狀表現重疊之處很多，難以斷定誰是原發誰是續發。最常與憂鬱症一起發病的精神疾病是恐慌症、強迫症、精神病、失智症及酒癮、藥癮。

1. 恐慌症

恐慌症是一種「焦慮疾患」，特徵是陣發性強烈的緊張害怕，伴隨身體不適，如：心跳加速、心悸、胸悶、呼吸困難、頭痛、暈眩、腹痛、腸胃不適、手腳刺痛感、顫抖……等等。它來得又急又快，常讓個案覺得會失去控制，或是快要死掉一般。其實個案沒有任何臟器異常，身體症狀是內臟的「自律神經」因焦慮而過度反應所致。「恐慌症」常被誤以為是心理壓力造成，其實醫學研究已証實，恐慌症是生理疾病，是腦部掌管「焦慮」的神經細胞過度敏感所引起，也就是說恐慌症是一種「內因性」的焦慮症，和壓力無關。

由於恐慌症狀突發且無法預期，患者會因擔心發作而不敢到人多的地方，不敢搭飛機，不敢開車上高速公路，不敢過橋，甚至不敢出門。這種狀況稱「恐慌症」。恐慌症對生活功能影響甚劇，且常併發憂鬱症。還好抗憂鬱藥及認知行為治療對恐慌症憂鬱症療效皆極佳，可同時治癒兩種疾病。

2. 強迫症

強迫症是以「重覆性思考或重覆性動作」為表徵的精神疾病。有些個案會有自己不想要的重覆想法、影像或衝動浮現腦中（如怕髒、不放心、門沒關好……），有些個案會有不想要的重覆行為（洗手、檢查、關門、摸桌角……），有些個案則兩者皆有。強迫症的特徵是「重覆」及「個案不舒服，想抗拒那些想法或行為」，但抗拒不了，又會產生更大壓力。

三十年前，學界是以精神分析理論解釋強迫症，現在，強迫症已確認是腦神經系統運作出問題造成的生理疾病，強迫症也常併發憂鬱症。還好作用在於血清素的抗憂鬱藥是強迫症的首選藥物，而認知行為治療對強迫症也有幫助。

3. 精神病

精神疾病的病情嚴重時，個案會有脫離現實的知覺思考言行，此精神疾病稱之為「精神病」。比較常見的精神病如「精神分裂症」、「妄想症」等，常伴隨憂鬱症。以往的抗精神病藥物可能會加重憂鬱症，還好新型抗精神病藥有抗憂鬱作用。不過精神病伴隨憂鬱症的個案，除了抗精神病藥之外，常需併用抗憂鬱藥治療。

4. 失智症

憂鬱症與失智症有很多相似的症狀，例如，感情平淡、缺乏主動性、不積極、注意力不集中、思考緩慢、記憶衰退……等。

憂鬱症與失智症的關係有二種狀況：

（a）憂鬱為失智症之初期症狀。

（b）憂鬱情緒在失智症病程中，以共病方式出現。

失智症患者伴隨憂鬱的治療方法與一般憂鬱症類似，但是要優先選擇影響認知功能較少的藥物（如抗膽鹼作用較低）的抗憂鬱藥，先投予低劑量，再慢慢增加藥量，也建議併用環境及行為療法。

5. 酒癮藥癮

前上一個章節敘述的，酒精藥物本身就會造成「器質性憂鬱症」，不但是如此，就像是前面幾種病症一樣，酒癮、藥癮與憂鬱症常常以共病方式存在，互有先後因果。酒癮、藥癮是憂鬱症個案常見的行為表現，酒精、藥物濫用久了，不但可能造成家破人病，加上酒精藥物的器質性傷害，很容易併發憂鬱症。酒癮、藥癮與憂鬱症不但常共病，而且彼此會加重對方。所以在治療上不但心理、藥物必須並重，而且酒癮、藥癮及憂鬱症必須同時予以治療。

重點筆記

最常與憂鬱症一起發病的精神疾病是恐慌症、強迫症、精神病、失智症及酒癮藥癮等，稱之為共病（共同存在）。

銀髮族容易有憂鬱症？

老年人也是憂鬱症的好發族群，銀髮族的精神心理問題中最重要的就是「失智症」及「憂鬱症」

老年人也是憂鬱症的好發族群，銀髮族的精神心理問題中最重要的就是「失智症」及「憂鬱症」。近年來老年失智症由於衛生機關、公益團體，以及大眾傳媒的教育宣導，引起廣泛的重視，相對之下，老年憂鬱症比較沒有被加以關注。

其實老年憂鬱症對個人、家庭、社會之影響不亞於失智症。研究資料顯示，國內六十五歲以上老年人得失智症之比率約在百分之一至四之間，得到憂鬱症的比率卻高達百分之十二至二十。

此外，台灣一般人口之自殺死亡率每年約十萬分之十，老年人口自殺率則高達十萬分之三十。可以說憂鬱症是老年人最常見，也是影響最大的精神疾病。

為什麼老年人比較會憂鬱？除了體質因素外，身心衰老、身體病痛、家庭社會支持少等，是老年罹患憂鬱的主要原因。

一個人年紀大了，腦部退化，神經細胞凋零，掌管情緒穩定之神經化學系統自然也受到影響，血清素系統及正腎上腺素功能降低易造成憂鬱症。

罹患身體疾病，也是老年憂鬱症的危險因子。老年人病痛多，很多疾病在生理上就易引發「內因性」的憂鬱，例如中風、巴金森氏症等等；生病吃的藥也多，有些藥也會引起憂鬱，例如抗高血壓藥。身體疾病當然也會造成「心因性」憂鬱，慢性疾病及身體殘障，因為產生不便、活動自主性降低、長期不適，尤其疼痛皆易產生憂鬱。

家庭社會方面：

老年退休後，人際活動減少、社經地位消失、自主經濟能力降低、社會支持減少，再加上現代社會家庭結構改變，多為小家庭，兒女各自成家奮鬥奔忙，老年人的家庭支持少了許多，都是憂鬱的促發因素。

老年人主要之心理變化在三大部份：一為「認知功能」，二為「自我概念」，三為「倫理關係」，分述如下：

（a）腦力衰退：老年人的腦力會衰退，包括記憶力、定向力、抽象思考能力、領悟力、判斷力皆變差。

（b）知覺變差：由於老化，知覺也會衰退，尤其視覺、聽覺的變差影響最大。知覺變差除了讓他們對外界的感受力降低外，也會影響老年人的自尊心，降低他們對人的信任。

（c）自我形像改變：年紀變大、外貌變老，健康不如從前，對自信心與自尊同樣有影響。

（d）自我領域改變：由於衰老、病痛、體力變差及行動方便性降低，老年人的活動空間變窄，社交活動變少，自覺其領域掌控力降低。

（e）**分離與失落**：很多老人家會因為兒孫成家後離家，親友或配偶過逝，這些都是影響極大的「失落」。實際上，健康變差、肢體障礙也是另一種型式的失落。

（f）**自尊心降低**：老化、腦力衰退及前述各項因素皆會影響老年人信心，降低他們的自尊心。

*重點筆記

老人家身體變差、活動力下降、社會資源減少、抗壓性降低、生活沒有重心，如果家庭及社會的支持差，又缺乏休閒活動，遇到不如意或是挫折時，就容易罹患憂鬱症。

年輕人體力好、腦力佳且資源豐富、抗壓性高且生活有目標。到了老年，身體變差、活動力下降、社會資源減少、抗壓性降低、生活沒有重心，如果家庭及社會的支持差，又缺乏休閒活動，遇到不如意或是挫折時，就容易得到憂鬱症了。

如何幫助罹患憂鬱症的長者？

如何幫助老年憂鬱患者？老年憂鬱症的治療，大致分「社會心理」及「生物 」兩部分。社會心理方面，老年人觀念上比較難接受正式的心理治療。一般認為社會心理協助應該從以下幾點著手：

（a）改善知覺：對於知覺有障礙的老年人，除了醫療協助（如白內障手術）之外，配置助聽器、眼鏡，改善聽覺和視覺，對他們的身心調適是最基本的幫助，也可能是最重要的。

（b）增進現實感：委婉的協助老年人瞭解、接受老化的事實，接受分離與失落的事實，並充當他們與現實之間的橋樑。

（c）加強動機：多予以支持、鼓勵，加強他們生活的動力。

（d）再社會化：鼓勵老年人多與人接觸、參加活動，從退縮封閉中走出來。

（e）重建自我型像：協助老年人接受外貌老化與肢體障礙的現實，重建對自我形象的尊嚴與信心。

（f）接納、同理、讚美與尊重：時時持有這種態度，讓老年人感受到真正的被關懷與被尊重。

「生物治療」部分，還是要提醒大家，憂鬱症是一種可治療的疾病，千萬不要認為老年人本來就較孤獨、寂寞，憂鬱是「正常的」。

老年憂鬱症以抗鬱劑治療效果極佳，以前因為抗憂鬱劑的副作用很多，使用在老年個案上相對比較保守，近年來由於神經科學的發展日新月異，精神科藥物有了突破性的發展。過去十五年，有很多新一代抗憂鬱藥發明。這些藥物跟以往的藥物比起來，療效其實差不多，但副作用少很多，安全性較高，自然適用於老年人。以抗鬱劑治療老年憂鬱症，可以快速改善個案的病情。

老年人一旦罹患憂鬱症，不但影響其生活品質，可能也會因為憂鬱而疏於自我照顧，讓身體疾病加重；也可能因憂鬱想不開而走上絕路，造成無法彌補的憾事。而這些都是可以經由憂鬱症的積極治療而避免的。

老年的憂鬱症如果未能早期發現早期治療，會慢性化，不但影響個案的生活品質，也會造成家庭、社會的負荷。由於診斷、治療的革新，加上新一代抗鬱劑的發明，讓老年憂鬱症患者的治療比從前進步許多；多樣化之治療模式，更提供了安全而有效的服務。然而治療只是老年憂鬱症的整體照護的一環，老年憂鬱症的及早辨認、身心照顧，以及個案之家庭社會支持，這些都一樣重要。

面對老人憂鬱症的重點

積極有效的治療是老年憂慮症得以痊癒的最重要因素。

憂鬱症個案本來就缺乏動力，加上認知功能衰退，老年人經常無法遵循處方規則服藥，需要家人或照顧者多加費心。

老年人生理狀況衰退，又常罹患疾病，藥物的代謝較慢，對副作用也較敏感，需與專科醫師密切配合。

關懷老人、尊重長者、提升老年人的生活品質、預防憂鬱症，讓每位銀髮族過得快樂，活得身心健康。

Part 4

憂鬱症的——治療和求助

憂鬱症患者可以向誰求助？

精神心理健康服務機構繁多，
要依照症狀、病情輕重去選擇

當你有較嚴重或持續性的憂鬱情緒時，只要你覺得：（1）憂鬱情緒讓你覺得不舒服、無法自我調適。（2）憂鬱情緒影響到你的工作及生活。就該尋求專業協助。但是精神心理健康服務機構、組織繁多，該如何選擇呢？求助時有哪些應注意事項呢？

憂鬱症就醫的注意事項

1. 跟壓力有關的憂鬱情緒，而且症狀不嚴重時，該尋求心理諮商協助

如果遇上失業、失戀、考試失利、股票被套牢……等引起的情緒問題，而且症狀比較輕微，可以尋求非醫療體系的諮商心理師、臨床心理師、精神心理衛生社工師協助。所謂「非醫療體系」包括學校諮商中心、社區心理衛生中心、張老師、生命線附設諮商中心，還有在社區執業的很多優秀的心理衛生專業人員。通常一般情緒問題、適應障礙等，非醫療體系的心理專家都能處理的很好。如果需更積極介入，例如心理治療一陣子後仍然沒進步，或是症狀持續加重，這些專家自然會轉介到醫療體係。

2. 與壓力無關的憂鬱，不論是否是承受壓力而嚴重憂鬱時，都該尋求精神醫療協助

雖然沒有承受壓力，但是也產生了憂鬱，或是症狀嚴重的憂鬱症，「內因性」憂鬱的機會很高；「內因性」有兩種可能，一是指「體質性自發的憂鬱症」，一是指「身體疾病造成的憂鬱症」。不論是「體質性」，或是「身體疾病造成」的憂鬱症，都需要積極介入治療。

這些狀況應直接尋求精神醫療協助，如醫院精神科、身心科，或精神科診所等等。主要是精神科醫師有鑑別診斷能力，而且可安排相關檢驗檢查，或是立即給予藥物等積極治療。

3. 初次求助應該提供相關資訊

初次求助精神心理衛生專家時，需要提供比較多資訊。有時候因為緊張，或是時間關係，個案偶爾會遺漏重要訊息。如果擔心疏漏，可以先將資料先寫在紙上，常需要的資訊包括：

(a) 時間：不舒服或困擾多久？

(b) 症狀：有哪些不舒服症狀？

(c) 過去病史：以前有過嚴重或很長的憂鬱期嗎？有接受治療嗎？

以前有過情緒高昂的時期嗎？時間多久？有接受治療嗎？有沒有罹患過其他精神疾病嗎？有接受治療嗎？

（c）**身體疾病**：目前是否罹患身體疾病？以前曾經罹患哪些身體疾病？有接受治療嗎？

（d）**醫療用藥史**：有否長期吃什麼藥或打什麼針？最近有沒有服用什麼新藥物？

（e）**一般藥物史**：有否經常自己買什麼藥物吃？最近有沒有吃什麼別的成藥或是別的食物？

（f）藥物、酒精濫用史。

（g）家族中有否有人罹患精神疾病？

（h）家族中有否有人罹患重大身體疾病或慢性病？

（i）最近有否任何生活事件或壓力？

（j）是否曾經有自殺行為？最近有自殺意念、計劃或舉動嗎？

（k）（女性）病症是否與月經週期有關？

（l）（女性）懷孕生產史，最近的生產或流產時間？

（m）（女性）是否服用避孕藥？

＊重點筆記

當你有較嚴重或持續的憂鬱情緒時，只要你覺得：(1) 憂鬱情緒讓你覺得不舒服，無法自我調適。(2) 憂鬱情緒影響到你的工作及生活。就該尋求專業協助。

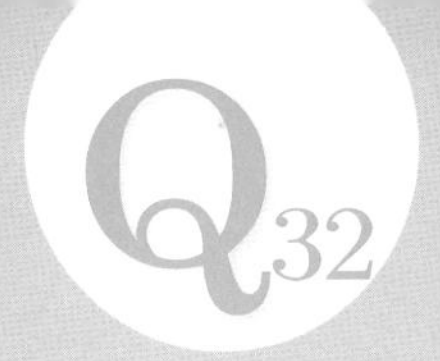

我得了憂鬱症，要怎麼治療？

非藥物和藥物的方式都可以治療憂鬱症；輕度的憂鬱症狀可調適環境或是給予心理支持，規律運動也能改善輕度憂鬱

憂鬱症的治療，大致分「心理治療」及「生物治療」兩部分。

1. 心理治療

主要是以會談的方式幫忙個案。目前認為「認知行為治療（cognitive behavior therapy）」、「人際取向治療（Interpersonal therapy）」及「問題導向治療（problem–solving therapy）」對憂鬱症最有效。讓個案宣洩情緒，協助個案釐清困惑，導正他的負向思考，解決困境，改善人際關係，支持並且指引等。

2. 生物治療

包括藥物治療（抗憂鬱劑）、「電痙治療（electro-convulsive therapy）」、「腦刺激治療（brain stimulation therapy）」等等。藉由生理藥理作用來改善腦功能、減輕憂鬱症狀，甚至完全緩解並且治癒。

輕度憂鬱症以心理治療為優先

雖然憂鬱症是「腦子的病」，醫學界從未排除以非藥物方法治療身體疾病。像是減壓、運動與飲食控制等，對於輕度高血壓、高血脂、糖尿病等，都有改善效果。憂鬱症治療的一般原則為：輕症以社會心理的處理優先，重症則以生物治療優先。

輕度的憂鬱症狀可調適環境或是給予心理支持，規律運動也能改善輕度憂鬱。但建議每兩週評估追蹤一次，如果憂鬱加劇則必須轉為積極治療。認知行為治療或是人際取向治療則是輕中度憂慮症積極治療的選擇之一。如果個案以往有重鬱發作史，雖然是輕度憂鬱亦須考慮抗憂鬱藥治療。

中重度憂鬱症需以藥物治療

藥物治療是中重度憂鬱症的首要選擇。原則上抗憂鬱藥的選擇可視個案特質、症狀及藥物副作用而定。近年來由於抗憂鬱劑的發展日新月異，新型抗憂鬱劑療效佳、副作用少。

大多數學者及心理衛生

*重點筆記

輕度的憂鬱症狀可調適環境或是給予心理支持，規律運動也能改善輕度憂鬱。但建議每兩週評估追蹤一次，如果憂鬱加劇則必須轉為積極治療。而且根據研究，心理治療也可增進藥物治療的療效。

專家都同意輕型憂鬱症也可以投以抗鬱劑治療，這樣可快速改善個案病情。而接受心理治療之個案，也可因施以藥物讓症狀減輕，有利於增強個案的彈性思考、心理治療之療效。有趣的是，根據研究，心理治療也可增進藥物治療的療效。

藥物療效不佳的病人，可以輔用「腦刺激治療」，或施行「電痙治療」。憂鬱症是一種疾病，一種會康復的疾病，只要專業人員給予憂鬱個案積極、完整的治療，一定能很快康復，重新站起來，快快樂樂地生活。

「心理治療」對憂鬱症有助益

心理社會處遇在「非專業」方面，也就是自己可以幫忙自己，或是家人朋友可幫忙個案的方式，包括環境改變、減輕壓力、多做快樂的事、正向思考、規律運動、正常作息等等。雖是「非專業」，對於一般憂鬱情緒及輕度憂鬱症確實有幫助。

專業的心理社會有「心理諮商（counseling）」或「心理治療（psychotherapy）」兩種。「心理諮商」與「心理治療」其實很類似，都是以談話方式來協助個案。有人認為兩者有「深淺度」的差別，但是這點我不贊同。兩者應該只是不同專業之不同稱呼罷了。大致上，偏向醫療取向的專業常稱為 「治療」。臨床心理師、精神科護理師及精神科醫師等都習慣用「心理治療」這個名詞；社工師及諮商心理師則習慣用「心理諮商」這個名詞。

心理治療依照不同理論門派可分為多達200～300種，有的依「理論」創門，有的依「作法」立派。當門派眾多時，不免各說各話、百家爭鳴。近年來，以實証觀點，認為對憂鬱症確定有效的是：（1.）問題導向治療（2.）認知行為治療（3.）人際取向治療。三種療法都有它們的理論基礎及治療策略，在這裡我略為敘述於下：

1. 問題導向治療（problem–solving therapy）

主要在幫助個案找出影響其情緒的主要問題，並協助他找出方法來解決問題。

2. 認知行為治療（cognitive behavior therapy）

主要在協助個案自我覺察其負面思考，並發展出正向、有彈性的想法。

3. 人際取向治療（Interpersonal therapy）

探討並改善個案的人際關係、學習社交技巧、增進溝通能力。減少人際互動不良產生之壓力，並避免憂鬱症狀引發的人際障礙。

三種心理治療模式的共通點是：「立論清楚、目標明確、時程有限（不像分析式治療常需要進行很久）、作法標準、評估科學」，符合「治療」的科學精神。

換個方式說，如果有某種治療理論博大精深，只有少數「大師」能通，治療目標也包山包海（像是我最害怕聽到的：「以整體人格改善為目標」——善哉！這應該只有教育及宗教能達到這程度吧！），且作法自在，各顯神通，療效也自在，有效無效看個案靈性，或是歸功、怪罪治療師道行深淺，這樣當然不宜列為疾病的標準治療模式。

心理治療通常每週一次（節），每次60~90分鐘，進行12~20次。當然，時間及療程治療師會依個案病情及實際狀況彈性調整。

以上三種心理治療已被收錄於英美等國的憂鬱症治療指引中，列為「証明有效的治療」。不僅對於治療輕度憂鬱症有效，對於藥物療效不完全的嚴重憂鬱症，併用心理治療也可加強其療效。

不過，既然是「治療」，就有其專業性，個案應尋求受過完整訓練的治療師來執行。

重點筆記

心理治療通常每週一次(節)，每次60～90分鐘，進行12～20次。當然，時間及療程治療師會依個案病情及實際狀況彈性調整。

心理治療有副作用嗎？

當然有，只要是「治療」，就有可能產生副作用；執行心理治療的專業人員必須接受完整的訓練，要隨時自我充實

常有個案或家屬拒絕藥物治療，要求心理諮商/治療，理由是「心理治療沒有副作用」。心理治療真的沒有副作用嗎？當然有，只要是「治療」，就有可能產生副作用。沒有副作用的，除非是「仙丹」，不然就是「安慰劑」。

根據大規模的資料研究顯示，接受心理治療的個案中，約10%的病人會有副作用。

心理治療可能會產生副作用

心理治療的副作用大致可歸納為三大類：（1.）個案病情遲滯（2.）個案病情加重（3.）產生新的問題（併發症——比方個案與治療師發生戀情）。

產生副作用的原因很複雜，因為心理治療的治療師與個案間不只是單純的醫病關係或人際關係，它還包括治療理論、介入方法、情緒互動等，療程中因為特殊事件影響治療師與個案自身的心理狀態……等等，錯綜複雜。更重要的因素是：治療師的功力。也就是治療師的專業知能、經驗、應變能力以及人格成熟度。

心理治療產生副作用時，需分析其原因，若是「治療理論」或「治療方法」的問題，治療師應改弦易轍；若是「人」的問題，則建議換治療師也就是，轉介別的治療所進行治療。

心理治療有其療效，但是要說心理治療完全沒副作用，是過於樂觀的「心理治療全能論」的假象及誤解。治療有副作用是合理的，正因為如此，執行心理治療的專業人員，必須接受完整的訓練，要隨時自我充實，以嚴謹的態度面對每一位個案，就像外科醫師執行外科手術一樣，兢兢業業地進行每一次心理治療。個案也應理性的面對心理治療，認真地參與每一節會談，不宜過度期望，誤以為每週一次跟治療師「聊聊」就會獲得救贖。

因為不論治療師多厲害，改變的動力，還是來自個案自己。

＊重點筆記

心理治療產生副作用時，需分析其原因，若是「治療理論」或「治療方法」的問題，治療師應改弦易轍；若是「人」的問題，則建議換治療師。

什麼是團體心理治療？

團體心理治療是一種以「團體」為對象的治療模式

心理治療門派繁多，學派的依據，有的是依「理論」，有的依「作法」，有的依「治療對象」。例如「精神分析取向心理治療」就是依理論，「舞蹈治療」就是依作法，「家族治療」就是依對象。當然，各學派都有其「理論」與「作法」。即使是依作法或依對象命名，也都有其學派特有的學理。

「理論」、「作法」、「對象」是不同層面的分類，所以可能互相搭配。例如有「個別行為治療」，也可以有「團體行為治療」；有「精神分析取向個別治療」，也可以有「精神分析取向團體治療」，更可以有「精神分析取向藝術治療」。

團體凝聚力和壓力都可增進療效

團體心理治療顧名思義，是一種「團體」為對象，為理論架構的治療模式，是一種療效源於團體互動的心理治療。團體人數由治療師決定，通常個案應在二人以上。治療師訂定團體進行的內容與節奏，治療的過程，因人、時、事而產生變化，治療師掌握「此時此地（here and now）」原則，促進個案互動，達到療效。

重點筆記

團體心理治療應為二人以上，藉由病友間的互相支持、交換資訊及互相學習等，去除孤立感、衍生希望，達到正向的療效。

團體治療讓個案與其他病友，藉由相互支持、交換資訊、相互學習（與疾病共處的經驗），可以去除孤立感、學習社交技巧、衍生希望，對身心精神疾患產生正向療效。團體凝聚力與壓力也是增進療效的重要因子。

團體治療頗適用於憂鬱疾患，有助於憂鬱症患者打開心扉、接觸人群，瞭解自身的困境，並學習調適心情，相互支持進步。團體治療通常被用來當作憂鬱症治療的輔助治療，而不是當作治單一療法，對於退縮內向、具權威焦慮以及青少年個案尤其有幫助。

憂鬱症一定要吃藥嗎？

中重度憂鬱症是以生物治療（含藥物）為優先，若缺乏生物治療，社會心理處遇其實是杯水車薪

前面我們說過，「憂鬱症」是腦子生病了，是腦部調節情緒的功能失調，所以治療的思考邏輯與高血壓、糖尿病的治療極為類似：輕度憂鬱症社會心理處遇優先，中重度憂鬱症生物治療（含藥物）優先。

所謂「社會心理處遇」，就是如環境改變、減少壓力、心理支持、規律運動，甚至專業的心理諮商／心理治療，中重度憂鬱症則以藥物治療為主。

以糖尿病的保健與治療來比喻，糖尿病是身體糖份代謝出了問題而造成，大多素與胰島素功能失調有關，治療上以藥物治療為主。但是輕度血糖升高可以飲食控制及運動來改善，而且即使以藥物治療，飲食控制及運動仍舊很重要。因此，精神科並未排斥心理社會處遇的重要性。

藥物治療還須配合心理治療

重點是中重度憂鬱症，若缺乏生物治療，社會心理處遇其實是杯水車薪。個案睡不著、情緒不穩、注意力分散等，可能連一般建議都聽不進去，心理諮商要如何達到療效？所以必須先以藥物改善了大部份的病情，再加上社會心理處遇提昇個案的壓力調適能力才是最好的治療策略。

另一項考慮因素是「藥物療效快，社會心理處遇療效慢」。憂鬱症個案生活功能常受到影響，「及早治癒」是治療的重要考慮。尤其憂鬱發作會傷害腦神經，科學已證實長期憂鬱會造成大腦皮質的萎縮，影響認知功能，故積極治療憂鬱症對個案是有益而且必須的。

憂鬱症藥物日新月異

西元一九八〇年以後，精神科藥物發展突飛猛進，新型抗鬱劑療效佳，副作用減少。已成為憂鬱症治療的利器，造福無數患者。其實憂鬱症除了心理治療外，還有好幾種非藥物治療，例如電痙攣治療、迷走神經刺激術治療、經顱磁刺激治療等等。前二者對身體的侵入性高，只用於嚴重個案，經顱磁刺激治療簡單安全，雖然也是屬於生物治療，但是在歐美已經逐漸普及，國內也有部份醫學中心引進，以「新型療法」模式在衛生署管制下施行。

不論採取何種治療，治療的目標是希望個案儘快康復。憂鬱症是生病，生病服藥雖不全然是必要的，卻是合理的，抗憂鬱藥不應被污名化。選擇最適合個案、最周全的治療模式，不拘泥於某些偏見，才是真正「以病人為中心」的治療理念。

＊重點筆記

西元一九八〇年以後，精神科藥物發展突飛猛進，新型抗鬱劑療效佳，副作用減少。已成為憂鬱症治療的利器，造福無數患者。

目前有哪些抗憂鬱藥？

醫師可依個案之特徵、過去用藥史、症狀等，
選擇第一線抗憂鬱藥

憂鬱症與腦部血清素（serotonin）、正腎上腺素（norepinephrine）、多巴胺（dopamine）等單胺類神經傳介物質活性降低有關。增強單胺類神經傳導介質自然成為抗憂鬱藥的主要藥理作用。

目前使用的抗憂鬱藥大致上可簡化分成五類：

1. **選擇性血清素回收抑制劑**（Selective serotonin reuptake inhibitor, SSRI）：

可增強神經細胞連結處（突觸）血清素傳導功能。如百憂解（Prozac，學名 fluoxetine）、克憂果（Seroxat，學名 paroxetine）、無鬱寧（Luvox，學名 luvoxamine）、樂復得（Zoloft，學名 sertralin）、解憂喜（Cipram，學名 citalopram）立普能（Lexapro，學名 escitalopram）等。

2. **血清素及正腎上腺素回收抑制劑**（Serotonin and norepinephrine reuptake inhibitor, SNRI）：

可同時增強血清素與正腎上腺素傳導功能。如速悅（Efexor，學名venlafaxine）、千憂解（Cymbalta，學名duloxetine）、鬱思樂（Ixel，學名milnacipran）、等等。

另有一抗憂鬱藥樂活優（Remeron，學名 mirtazapine）不屬於 SNRI，但也可同時增強血清素與正腎上腺素傳導功能。

3. 正腎上腺素及多巴胺回收抑制劑（Norepinephrine and dopamine reuptake inhibitor, NDRI）

可同時增強正腎上腺素與多巴胺傳導功能。如威博雋（Wellbutrin，學名bupropion）。

4. 單胺氧化酶抑制劑（Monoamine oxidase inhibitor, MAOI）

抑制單胺氧化作用，可同時增強血清素與正腎上腺素等單胺傳導功能。如歐蕾思（Aurorix，學名 moclobemide）。

5. 傳統抗憂鬱藥

如可增強正腎上腺素傳導功能的 maprotilline，可同時增強血清素與正腎上腺素傳導功能的三環抗憂鬱藥（因其化學結構呈三個環狀）imipramine, amitriptyline, doxepine 等等。

醫師可依下列原則選擇第一線抗憂鬱藥：

（a）個案之特徵（年齡、性別、甚至職業等）。

（b）個案或其親屬之過去用藥史。

（c）臨床症狀。

（d）該藥的特殊作用或副作用（如對睡眠的影響，對胃口的影響）。

（e）個案罹患之其他精神疾病。

（f）個案身體狀況或疾病。

（g）個案是否其他服用藥物等等，及個案的喜好和習慣藥物（如劑型，服藥時間）亦應列入考慮。

考慮症狀之後，以單胺藥理作用為基礎來評估用藥，例如：伴隨強迫症狀、經前不悅症等，選擇作用在血清素之抗憂鬱藥；伴隨疼痛，選擇作用在血清素及正腎上腺素之抗憂鬱藥；缺乏體力、無動機，選擇作用在正腎上腺素、多巴胺之抗憂鬱藥。

藥物副作用也是症狀的考量之一，例如：睡眠狀態及胃口，是大多數醫師選藥時最先考慮的因素，因為有些藥會造成嗜睡，有些會造成失眠；有些會增進胃口，有些會降低胃口，這些副作用，有時正好可用來改善部份症狀。副作用的另一考量，是病人的身體狀況，例如：癲癇、青光眼、心臟疾病、性功能等。若個案同時服用其他藥物，藥物交互作用亦應列入評估。

抗憂鬱藥之療效需2~4周才能顯現出來，剛開始抗憂鬱藥治療時，醫生的衛教知識極為重要，除了憂鬱症的一般常識之外，抗憂鬱藥的療效、副作用、治療計劃及策略等，皆應告知個案及家屬。開始治療前或服藥期間，個案或家屬有任何問題、任何疑慮，都歡迎隨時跟醫師討論。

抗憂鬱劑主要是用來治療憂鬱症。然而隨著科學及治療觀念的進步，抗憂鬱藥也成了焦慮疾患（泛焦慮症、恐慌症、強迫症等）的主要治療藥物。

重點筆記

抗憂鬱藥之療效需2～4周才能顯現出來，剛開始抗憂鬱藥治療時，醫師的衛教知識極為重要，除了憂鬱症的一般常識之外，抗憂鬱藥療的療效、副作用、治療計劃及策略……等，皆應告知個案及家屬。

鎮靜劑無法治療憂鬱症

抗焦慮藥及安眠藥，俗稱「鎮靜劑」，絕大部份屬於「苯二氮平類（Benzodiazepines，簡稱BZDs）」藥物。BZDs主要用於抗焦慮、肌肉鬆弛、抗癲癇及導眠，沒有抗憂鬱的療效。

BZDs不能治療憂鬱症，但常用於憂鬱症的輔助治療，用來以減輕焦慮及失眠症狀。

BZDs在腦部經由增強腦神經傳導介質伽碼—氨基丁酸（γ–acetyl-butyric–acid，簡稱GABA）達到抑制腦神經細胞的作用。BZDs有很廣泛的臨床用途：可用於治療焦慮症狀、失眠、肌肉緊繃、肌肉緊縮性頭痛、癲癇、酒精戒斷、BZDs戒斷症狀……等等。

BZDs在臨床上，依療效分成抗焦慮藥（抗焦慮BZDs，anxiolytic-BZDs）及安眠藥（安眠BZDs，hypnotic－BZDs）兩類。

常規劑量就有導眠作用的，歸為「安眠藥」，其他屬「抗焦慮藥」。這種劃分是人為的，也隱含著一個事實：安眠BZDs都有抗焦慮作用；抗焦慮BZDs只要劑量加大，也都能當成助眠劑。

BZDs相當很安全，副作用少而輕微。常見的副作用是嗜睡、注意力不集中等，大劑量則可能會產生頭暈、定向力障礙、記憶力減退、譫妄（出現錯覺、幻覺、興奮、不安及語無倫次的一種精神障礙）等現象。老年人或重症病人使用上必須謹慎。

BZDs較大的問題是耐受性及依賴性。「耐受性」是服用一段時間後，療效就會變差，需要加大劑量才能達到相同治療效果。長期使用會有劑量越用越高的傾向。「依賴性」是服用一陣子後（通常只要四週以上），停藥時會造成戒斷症狀。如失眠、暴躁、噁心、頭痛、肌肉緊張／抽搐、顫抖、感覺異常、注意力無法集中等。嚴重症狀還包括自我感喪失、肌肉抽搐、譫妄、抽筋攣等。因為有戒斷症狀，所以很難停藥。

＊重點筆記

BZDs相當很安全，副作用少而輕微。常見的副作用是嗜睡、注意力不集中等，大劑量則可能會產生頭暈、定向力障礙、記憶力減退、譫妄（出現錯覺、幻覺、興奮、不安及語無倫次的一種精神障礙）等現象。

耐受性及依賴性合稱「成癮性」。因有成癮性，BZDs皆屬四級管制藥，即需醫師處方才能服用的成癮藥物。成癮性跟藥的強度及半衰期（與藥效長度成正比）有關。高強度（如 Flunitrazepam，即俗稱的 FM_2）、短效 BZDs（如 triazolam, alprazolam）有較高的成癮性，使用上更應小心。

BZDs 的安全性及有效，使得它成為各科醫師最常使用的藥物。但因長期使用 BZDs 產生的耐受性及依賴性，卻成為另一個問題。歐美專業治療指引（treatment guideline）皆建議 BZDs 應短暫使用，儘量不超過一個月。反觀國內 BZDs 大量、長期使用的狀況比比皆是，濫用情形嚴重，值得大家重視。

80 年代末期開發出新一代非 BZD 安眠藥物（Non–BZD hypnotics，如 zolpidem, zlpiclone），它作用於特定的 BZ_1 受體，只有導眠作用，不會有明顯的抗焦慮、肌肉鬆弛、及抗癲癇作用。而且它較不會產生耐藥性及戒斷現象，更為安全。但是近年來發現它們會產生「心理依賴性」，或是產生短暫失憶症，因此也建議要謹慎使用。

抗憂鬱藥安全嗎？會上癮嗎？

抗憂鬱藥不會上癮，但需小心停藥症候群；
副作用都是無害可逆的，而且通常症狀輕微

抗憂鬱藥物治療必須持續一段時間，但是國人對於憂鬱症的藥物治療存在許多疑慮，例如擔心成癮、擔心傷肝、傷腎等，嚴重影響個案服藥的配合度，患者不願意接受治療，或是自行減藥、停藥的，都不算少見。

副作用無害而且可逆

藥物一定都有副作用，抗憂鬱藥較常見的副作用是口乾、噁心、腸胃不適、便秘、食慾改變、性功能障礙、睡眠障礙……等等，較少見的副作用包括：頭痛、焦躁、痙攣……等等。因為抗憂鬱藥有很多種，每種藥物的副作用也不盡相同。

實際上，臨床醫師會儘量利用這些副作用來幫忙個案。例如，醫師會選擇會造成嗜睡的抗憂鬱藥來幫失眠的患者助眠；選擇會提昇清醒度的抗憂鬱藥來幫助嗜睡的患者；選擇增進胃口的抗憂鬱藥來幫胃口低下的患者；選擇降低胃口的抗憂鬱藥來幫暴食的患者；多數抗憂鬱藥都會影響性功能，少數反而能治療早洩等性功能障礙。

最重要的是，這些副作用都是無害而且可逆的，而且通常症狀輕微。個案真的因副作用而很不舒服或是無法忍受，減藥或換藥時，副作用即可消失，沒有任何後遺症。

抗憂鬱藥絕大部份安全性高。只有作用於正腎上腺素的抗憂鬱藥過量時易引發癲癇，少數抗憂鬱藥使用於肝病患者需減量。其他狀況都相當安全。

重點筆記

抗憂鬱藥較常見的副作用是口乾、噁心、腸胃不適、便秘、食慾改變、性功能障礙、睡眠障礙……等，較少見的副作用有頭痛、焦躁、痙攣……等。

服藥初期自殺的危險被誇大

「抗憂鬱藥會造成自殺！？」，這個話題曾被媒體炒得沸沸揚揚，也在醫學及精神衛生界引發辯論。經過嚴謹的觀察與研究，現在已知道了，抗憂鬱藥的確會使某些個案在使用初期增加自殺衝動。

同樣的科學研究也告訴我們，使用抗憂鬱藥治療憂鬱症，整體自殺率是下降的。增加自殺危險性僅限於個別案例，較常出現於青少年及年輕成人身上，與服藥初期可能出現的焦躁不安副作用有關。因此所有抗憂鬱藥都要依照規定加上警語，全世界的精神科醫師也都知道，高危險群應該降低起始劑量，加上抗焦慮藥，並加強對家屬及個案的衛生教育。

整個事件可看出醫學界面對問題、科學解決及實事求是的作法。因僅出現於少數個案，而且有可預防的方法，自然不需要因噎廢食。「抗憂鬱藥會造成自殺」是被誇大了的議題，說醫藥界「隱瞞可怕事實」，這更是莫須有的誣控。

抗憂鬱藥不會上癮

抗憂鬱藥不會上成癮，也不會越吃越多。但治療中止時仍需留意及處理可能出現的停藥症候群（discontinuation syndrome）。高強度，短效抗憂鬱藥，高劑量使用及突然停藥時，比較容易出現，症狀包括：疲乏、寒顫、流鼻水、頭痛、肌肉痛、噁心、嘔吐、腸胃不適、腹瀉、頭暈、暈眩、步態不穩、知覺變化、感覺異常、觸電感、焦躁、激動、易怒、顫抖等。在停藥數小時到三天內出現，通常症狀輕微，在一至兩個禮拜內會消失。

重點筆記

抗憂鬱藥物的停藥症候群包括：疲乏、寒顫、流鼻水、頭痛、肌肉痛、噁心、嘔吐、腸胃不適、腹瀉、頭暈、暈眩、步態不穩、知覺變化、感覺異常、觸電感、焦躁、激動、易怒、顫抖等。在停藥數小時到三天內出現，通常症狀輕微，在一至兩個禮拜內會消失。

避免停藥

症候群的方式是逐漸減量，拉長減藥的期間，尤其是半衰期短的抗鬱劑。嚴重停藥症候群的個案可併用低劑量抗焦慮劑，或重新給藥且逐漸減量，也可嘗試換長效的抗鬱劑後再減藥。

還有哪些藥可以治療憂鬱症？

很多新型抗精神病藥物具有抗憂鬱的療效，
已正式被列為憂鬱症治療的輔助藥物

有時候，憂鬱症個案會對醫師開立的處方產生疑慮：「醫師明明說我是憂鬱症，為何開給我抗精神病藥物？」。

這位精神科醫師其實沒有錯，很多新型抗精神病藥物具有抗憂鬱的療效，正式被列為憂鬱症治療的輔助藥物，少數新型抗精神病藥物甚至可作為憂鬱症治療的單一藥物。

「抗憂鬱藥」不止能抗憂鬱

以往藥物的命名是以其主要「標的疾病」為依據，例如，主要用於治療憂鬱症的稱「抗憂鬱藥」，主要用於治療精神病，則稱為「抗精神病藥」，主要用於治療失眠的稱「安眠藥」……等。然而，由於新型精神科藥物療效較廣，加上治療觀念的演進，這樣的分類已經逐漸模糊了。

現在全世界的精神科醫師都知道，焦慮疾患（恐慌症、泛焦慮症、強迫症……等）的第一線藥物是「抗憂鬱藥」，而不是「俗稱抗焦慮藥的benzodiazepine（BZD）類藥」。反過來說，「抗憂鬱藥」除了用來治療憂鬱症、焦慮症外，有些可用於「止痛」，有些可用於「戒菸」，有些可治療「偏頭痛」，有些可治療「尿失禁」，有些甚至可治療女性更年期的熱潮紅。

很多新型抗精神病藥已被各國衛生主管機關核准用於治療焦慮症或憂鬱症。「抗憂鬱藥」、「抗精神病藥」的界線模糊了，而「抗憂鬱藥」、「抗精神病藥」的標籤反而給個案造成疑惑，給醫師帶來困擾。

當然，非抗憂鬱藥通常較少用於憂鬱症的第一線治療。憂鬱症主要還是以抗憂鬱藥為先，如果療效不彰才會輔以其他藥物，稱之「輔助加強藥物」。這些憂鬱症的「輔助加強藥物」包括新型抗精神病藥、抗癲癇藥、鋰鹽（情緒穩定劑）、甲狀腺素……等等。

當然，個案或家屬對對處方有疑慮，還是建議請教醫師藥師，充分理解後才能安心。

重點筆記

「抗憂鬱藥」除了用來治療憂鬱症、焦慮症外，有些可用於「止痛」，有些可用於「戒菸」，有些可治療「偏頭痛」，有些可治療「尿失禁」，有些甚至可治療女性更年期的熱潮紅。

抗憂鬱藥要服用多久？

第一次發病之重鬱症患者接受治療，
應該等病情緩解後再治療6個月

因為憂鬱症個案生活功能受損嚴重，長期憂鬱更會造成認知功能退化，科學研究甚至發現，罹患憂鬱症的患者，憂鬱期越久，腦部細胞的死亡越嚴重。所以「積極治療，及早治癒，預防復發」是治療憂鬱症的重要原則。

要及早治癒、預防復發，「療程」的完整性就很重要。治療憂鬱症就像治療感染症一樣，當我們感染細菌或病毒時，內科醫師都會告訴我們：（a）要按時服藥，因為維持藥物在體內穩定的濃度才能達到療效；（b）要連續服完一個療程，免得治療不完全，甚至讓細菌或病毒產生抗藥性。

例如，要克服流感就需連服五天，抗結核藥則需連服六個月以上。憂鬱症當然不會對抗憂鬱劑產生抗藥性，但治療時穩定的藥物濃度，以及完整的療程同樣非常重要。因為療程不完整的個案復發率是完整治療者的6至7倍以上。

國內憂鬱症患者常治療未完全

國人就醫習慣是「覺得病好了就停藥」。這也是憂鬱症個案常見的現象。個案常問的問題是「醫生，什麼時候可停藥？」。根據研究，國內憂鬱症患者治療未完全的比例很高，1個月內回診率僅達5成左右。

其實依據實證數據，嚴重憂鬱症個案治療緩解（症狀完全改善，所謂的臨床痊癒）後，應再繼續服一陣子藥物，以達成治療的完整度。英國、美國等先進國家的治療準則，大多類似，第一次發病之重鬱症患者接受治療，宜於病情緩解後，再治療6個月。發作兩次以上或第一次發病但病症較重者，甚至建議予以維持治療至少兩年，以避免復發。這樣的建議跟國人「病好就不吃藥」的觀念大相逕庭。然而，前述準則是有充份科學證據的。

我常跟個案說「不吃藥不等於沒生病」，「把病治好，不要再復發」才是最佳的治療策略。期待每位憂鬱症的患者，都能接受最恰當、最完整的治療，徹底擊敗病魔，完全康復。

*重點筆記

嚴重憂鬱症個案治療緩解（症狀完全改善，所謂的臨床痊癒）後，應再繼續服一陣子藥物，以達成治療的完整度。

Q40

「電痙攣治療」有用嗎？

治療嚴重憂鬱症最快速有效的電痙治療，
可以讓失調的大腦功能得以重整

電痙攣治療（Electro–convulsive Therapy，簡稱電痙治療 ECT），是比精神藥物更早發明的一種生物醫療。1938 年由義大利精神科醫師 Ceretti 與神經病理科醫師 Bini 研發施行。

電痙治療是將電流通過患者的腦部，引發腦部自發性同步放電（synchronized discharge）——引發痙攣。此種腦部自發性同步放電（癲癇波）使腦細胞生理發生變化，如神經傳導介質功能趨穩，腦部神經滋養因子增加……等，使失調的大腦功能得以重整。

電痙治療的刺數，通過的電壓大小，依機構，治療醫師，病人及病情而有所不同，電壓大致在 50 伏特至 150 伏特之間，每次約零點幾秒。也就是說，通過腦子的電量極少，只是利用這小小電流引發大腦「自發」的放電，而療效主要來自這自發的放電。故不應稱「電療」，「電痙攣治療」是正確的名詞。

嚴重而可能危及生命的憂鬱症電痙治療是第一線治療

40~50年代因精神疾病缺乏有效的治療，電痙治療曾是最盛行的精神科生物療法（biological treatment）。50年代以後，抗精神病藥物、抗憂鬱劑、情緒穩定劑陸續發明（或發現），精神疾病的治療大為改觀，精神藥物的蓬勃發展使電痙治療的使用大幅減少。然因為電痙的療效極佳，安全性高，在精神醫學上仍佔有無可取代的地位。

電痙治療的適應症包括重度鬱症、躁症、精神分裂症、緊張狀態（Catatonic State，可以是精神、神經、或內科疾病所引起）……等等。電痙治療療效極佳，憂鬱症療效幾達百分之百（抗憂鬱藥最佳療效也僅達七成），然因其屬於相對侵入性治療，一般是在藥物治效果不佳，或無法服用藥物時才會採用。

> ＊重點筆記
>
> 電痙治療的適應症包括重度鬱症、躁症、精神分裂症、緊張狀態（Catatonic State，可以是精神、神經、或內科疾病所引起）……等等。

不過，當患者病情嚴重，拒絕飲食，或者有強烈自殺意圖，需急迫解除病症時，仍可作為第一線治療。

早年電痙治療因個案痙攣，需予以壓制保護，可能產生脫臼，牙齒斷裂，甚至骨折等副作用，在某些落後之醫療機構甚至曾被用來當威嚇懲罰病患的工具，而被批評為不人道。現代的電痙治療，充分運用麻醉技術，需麻醉科醫師在場，個案接受麻醉並施打肌肉鬆弛劑，在麻醉中接受電痙治療，因肌肉鬆弛劑作用，個案不會有痙攣發作，僅以腦波儀監測腦部癲癇波。個案在無知覺狀況下接受非常平和的治療，非常先進與人道。

現行麻醉電痙治療安全而少副作用，較常見的副作用為短時期記憶變差，不過症狀輕微且可完全復原。

還有哪些尖端科技可以運用？

重憂鬱症的新療法──「腦部刺激術」，可以改善個案情緒

近十餘年，憂鬱症引起廣泛的重視，除了新型抗憂鬱劑突飛猛進外，還有各種新型療法被研發出來：其中較具成果的是一群被稱為「腦刺激治療（brain stimulation）」的生物療法。例如，將電極植入腦部以治療頑固型重鬱症的「深部大腦刺激術（DBS, deep brain stimulation）」，及在迷走神經置入持續電流節律的「迷走神經刺激術（VNS, Vagusl nerve stimulation）」。

腦刺激治療中最有名，臨床上應用最廣的是「重複經顱磁刺激術（rTMS, repetitive transcranial magnetic stimulation）」。經顱磁刺激術本身也是神經生理學和認知神經科學的尖端研究工具。臨床上主要是利用磁波來活化腦神經細胞，最早運用於中風後復健及運動障礙疾病的治療，後來發現也能改善個案情緒。

高頻磁波可以治療憂鬱症

在憂鬱症的治療上，磁刺激方法各家不一，最常用的是以高頻磁波刺激大腦左前額葉掌管情緒的部位達到療效。療程大致是每天二、三十分鐘，連續進行二至四個星期。經顱磁刺激術不需麻醉，為非侵入性的治療，副作用極少。早年國外部份治療團隊採用的磁波頻率太高，曾發生癲癇發作的副作用，後來經各國專家持續研究討論，採用嚴格的安全管控，現已非常安全，僅很少比例的個案出現頭痛或頭皮疼痛等症狀。唯一的缺點是個案需每天到院接受磁刺激治療，在時間及路程上，比較不方便。

經顱磁刺激術亦被嘗試用來治療強迫症、躁症、精神分裂症及創傷後疾患等疾病，但其療效尚待進一步之確認。目前僅有重鬱症之療效是確定的。

雖然於重鬱症之療效已確定，但是整體療效程度並不是很好，治療緩解率約在三至七成之間，療效持續度也尚無定論，再加上其不方便性，經顱磁刺激術並不能取代藥物治療，目前大多用於抗鬱劑療效不佳的重鬱症個案。

經顱磁刺激術在國外已於臨床執行多年，獲得美國FDA、加拿大、澳洲、歐盟等衛生主管機關通過為常規治療，允許用於治療藥物療效不佳的重鬱症。當有病人因受藥物的副作用所苦或是對抗鬱劑的反應不好時，重複經顱磁刺激術成了另一項選擇。國內也有多家醫院引進此項治療，不過目前衛生署尚未通過為常規治療，故在台灣，經顱磁刺激術仍屬衛生署管制中的新型療法。

「深部大腦刺激術」及「迷走神經刺激術」除了是屬於衛生署管制的新型療法外，因為是侵入性治療，國內更少施行於憂鬱症個案。

重點筆記

經顱磁刺激術在國外已於臨床執行多年，獲得美國FDA、加拿大、澳洲、歐盟等衛生主管機關通過為常規治療，允許用於治療藥物療效不佳的重鬱症。不過目前衛生署尚未通過為常規治療，故在台灣，經顱磁刺激術仍屬衛生署管制中的新型療法。

Part [5]

憂鬱症的——其他療法

運動可以改善情緒？

運動能增強體力、穩定自律神經、降低肌肉緊張度、改善睡眠，在精神狀態方面更能紓解個體的壓力反應

某次參加了國際會議，聆聽一位加拿大精神科教授演講，他說：「我們常於心理治療時要求憂鬱症個案『多講』，其實很多時候，『多動』對他們來講，更為有用。」他認為運動對於憂鬱症的幫助，不亞於心理治療。

運動能促進精神健康這個知識早有定論。根據研究顯示，運動能增強體力、穩定自律神經、降低肌肉緊張度、改善睡眠，在精神狀態方面更能紓解個體的壓力反應，幫助降低焦慮、憂鬱、怒氣與敵意。

心理學家的研究顯示，規律運動的人通常比較積極樂觀，較具信心，而且有較高的生活滿意度。健康與樂觀讓個體具有較高的抗壓性及調適力，幫助預防情緒障礙，所以有運動習慣的人，罹患憂鬱症與焦慮症的機率較低。長期運動更能改善緊張、焦慮的體質。

對於已經承受焦慮、憂鬱等情緒症困擾，或是罹患焦慮症、憂鬱症的人而言，運動也有助於減輕焦慮、憂鬱的症狀。一般來說，運動對於焦慮及憂鬱的療效不如抗焦慮劑及憂鬱藥，但是優於安慰劑。某些實證研究甚至發現，運動對於情緒的好處，勝過單純的放鬆治療以及只參與有趣活動的效果。

運動可以改善焦慮症、憂鬱症

除了流行病學及臨床研究之外，生理學研究與動物研究也發現，運動能增進情緒穩定相關的神經化學物質，例如血清素、正腎上腺素等神經傳導介質，以及某種神經滋養因子。

血清素及正腎上腺素是穩定情緒的重要神經化學物質，而神經滋養因子能保護神經細胞，增加神經聯結，促進穩定情緒訊息於神經細胞的傳遞，近幾年也被認為跟抗憂鬱療效有關。研究顯示，運動可以提昇神經滋養因子的程度，正好介於抗憂鬱藥和安慰劑之間，具有臨床療效。

美國精神醫學會已確認運動對輕中度的憂鬱症的療效，英國國家治療指引也建議醫師告訴焦慮症、憂鬱症個案，運動對焦慮症狀及輕度憂鬱有助益。

至於何種運動為佳？多數學者認為有氧運動較好，但也有研究認為適度無氧運動效果也不錯。當然只要是適當的運動量，對身心皆是有益的。一般認為在改善心情方面，「非競爭性」、「反覆及韻律性」以及「愉悅性」的運動會比「競爭性」、「繁複性」的運動（例如規則複雜的競賽）來得好些。年紀大的個案則需考慮心肺、關節的負荷，例如膝蓋有退化性關節炎的老先生老太太，游泳會是比較適當的選擇。

多少運動量才適合？有研究指出，每週進行三到五次，三十分鐘的運動最佳，英國國家治療指引，則建議每週三次，每次45分鐘至1小時的運動量。更專業的建議則認為要符合美國運動醫學會「公共健康運動量（public health dose）」——每週總共消耗每公斤體重17.5仟卡的運動量，均分於3~5天完成。

最簡單的方法是採用國民健康局建議的「三三三原則」：每週運動三次，每次運動三十分鐘（以上），每次運動後心跳數達130下，最重要的是「持續」。專家們認為，2至3個月以上的規則運動，情緒改善效果才明顯。時間越久，效果越好，養成習慣當然更好。找到適合自己，又有興趣的運動，樂於其中，持之以恆，對我們身心健康，必定極有助益。

重點筆記

最簡單的運動規律就是遵行國民健康局建議的「三三三原則」：每週運動三次，每次運動三十分鐘(以上)，每次運動後心跳數達130下(以上)。

宗教可以治療憂鬱症嗎？

俗語常說：要神也要人；
宗教可以給予病人慰藉和心靈上的指引

依據調查，約六成的國人在處理明顯憂鬱情緒時，會求助宗教。宗教對於憂鬱症，或其他精神疾病到底有沒有幫助呢？

從心理學的觀點，宗教對於情緒困擾的確有其正面的意義。所有的宗教，包括正式教派的宗教或一般民間信仰，都能予以病人慰藉與心靈上的指引（spiritual guidance），促進正向思考、提振信心，尋得生命的意義。

宗教扮演相當程度的心理治療功能。天主教、基督教的教牧人員大多受過心理專業訓練，告解、教牧協談等，其實就是某種行式的心理諮商。近年來其他宗教團體，佛教、道教、一貫道、回教……等，也都積極與精神心理衛生界合作，在精神健康促進上，扮演積極的角色。

宗教活動具有團體諮商的本質

宗教的教義、律法及精神內涵，是信徒的行為指引及規範。經由此達到內化的作用，常能產生深遠的影響。很多宗教活動，像是法會、做禮拜……等，或是信眾之間彼此的溝通、分享、關懷與支持，都是很好的團體活動，甚至具有團體諮商的本質，對於憂鬱情緒更具療效。

宗教信仰及宗教活動能改善情緒，對於一般情緒問題，的確有其益處。但不要忘了，憂鬱症不只是情緒問題，除了情緒紓解，更需積極治療。尤其憂鬱症屬於進展性的疾病，有可能日益嚴重，信仰並不能扼止疾病的進展。就像得了癌症尋求宗教慰藉雖然會有幫助，但仍應持續接受醫療照護一樣。

另一種狀況是，憂鬱症伴隨精神病症狀的患者，若他的精神病症狀跟宗教有關，像是聽到上帝的聲音（幻覺），認為佛祖在懲罰他（妄想）……等等，通常會因接觸宗教而反而加重病情，應該要先停止宗教活動，等病情治癒後再與精神科醫師討論是否繼續參與宗教。

只要個案接觸的是正當宗教，精神心理衛生專家通常持正向態度。但是「神力」並非無邊。除了祈禱、拜拜外，希望憂鬱症個案不要斷絕心理或藥物治療。想想，你若得了高血壓、糖尿病，會只求神而不接受現代醫療嗎？

重點筆記

宗教雖然有正面的幫助，但是宗教絕非萬能，憂鬱症個案不要因此斷絕心理或是藥物上的治療。

民俗療法可以改善憂鬱症？

民俗療法能撫慰心靈，但對於精神官能症或是精神病等療效極為有限

民俗療法在台灣相當盛行，如收驚、作法等。很多人都很好奇，宗教既然對於憂鬱症有益，那民俗療法有沒有幫助呢？

與台灣淵源深厚的哈佛大學醫療人類學家凱博文教授（Arthur Kleinman）認為，華人醫療文化有三個體系：現代醫療、傳統（中醫）醫療以及民俗醫療。

民俗醫療是老百姓醫療信仰的一部份，對於輕微疾病，或是慢性持續性疾病，具有撫慰心靈、增強信心的功能。

在精神疾病方面，民俗醫療對於「壓力反應」或「適應障礙」等與環境或壓力相關的短暫性輕型情緒障礙的確有效，但是對於真正的「疾病」，從精神官能症到精神病，療效都極為有限，真的也只能「撫慰心靈」而已。

民俗療法不可耽誤醫療的療程

然而撫慰心靈對於長期受到病痛折磨的個案及家屬，也是難能可貴的。因此，通常我不會反對個案接受民俗療法。

不過我會在意特別在意以下幾件事：

1. 會不會影響病情？

某些憂鬱症個案，伴隨精神病症狀，例如「妄想」就容易因法術儀式而加重，只要是會影響病情的，必定不宜。

2. 個案的接受度如何？

如果個案感覺不錯，甚至覺得對他有所幫助，當然沒問題；若個案不相信，甚至排斥，我會建議家屬不要強迫個案接受民俗療法。

3. 有沒有繼續服藥？

接受民俗療法沒關係，但只是輔助治療而已，現代醫療不應停止。實際上大多數正派的民俗治療師會要求個案繼續接受現代醫療，但是仍有少數不肖民俗治療師要求個案停止現代醫療，殊不知這樣做容易造成病情復發惡化，甚至危及性命，極不道德。

4. 會不會太貴？

療效有限的輔助療法，花費太貴是不值得的，我常跟病家說，每次收費超過五百塊就不要做了，收費數千甚至上萬元的，幾乎已是「詐財」。

令人感嘆的是，在醫療水準世界一流，高等教育普及率如此高的台灣，我們的民眾，可以每月花數千元購買所謂健康食品，甚至花了上萬元求助秘方民俗療法，卻斤斤計較於健保保費或部分負擔增加個兩三、百塊，著實令人費解。

重點筆記

接受民俗療法沒關係，但只是輔助治療而已，現代醫療不應停止。有少數不肖民俗治療師要求個案停止現代醫療，殊不知這樣做容易造成病情復發惡化，甚至危及性命，極不道德。

憂鬱症患者要多吃什麼？

抗憂鬱症的食療，多補充omega-3不飽和脂肪酸

國人生病時除了接受正統醫藥治療之外，也喜歡使用食物或營養品來輔助，有些食療的確是有科學根據的，有些則是道聽塗說。

憂鬱症個案除了多運動、維持正常生活作息之外，是否有其他自療方式（如食療）有助於減輕憂鬱，或減少憂鬱症發作呢？

多吃深海魚類可以抗憂鬱

早年流行病研究顯示，魚類攝取量的多寡與國家憂鬱症的盛行率相關，飲食中魚類消耗量愈多的國家，憂鬱症盛行率愈低。例如日本憂鬱症盛行率極低，流行病學家推論，可能跟魚類吃得多有關。近年來的研究結果更發現，深海魚油的確具有抗憂鬱的作用。

深海魚油中富含單元不飽和脂肪酸、多元不飽和脂肪酸，對於心臟病、高血壓等疾病具有保健功效，根據研究發現，還能調節腦內神經傳導物質。

深海魚油中的omega-3不飽和脂肪酸可以促進神經傳導介質（如血清素、多巴胺）的功能，也是組成腦神經細胞膜的重要成份，而這些都與人類情緒調控有關。更重要的是，人體無法自行合成omega-3不飽和脂肪酸，需從食物中補充。

臨床研究也發現，憂鬱症的患者血中omega-3不飽和脂肪酸的濃度較一般人為低，飲食中增加omega-3不飽和脂肪酸可以改善憂鬱症狀。讓接受抗憂鬱症治療的患者，增加攝取omega-3不飽和脂肪酸，個案的焦慮、憂鬱、失眠等症狀都減輕，值得驕傲的是，這些證據包含來自台灣中國醫藥大學精神科，北醫萬芳醫院精神科及高雄長庚精神科的數篇重要論文。

補充魚油也有助於改善躁鬱症

美國的研究也發現，補充魚油有助於穩定躁鬱症病患的波動情緒。故不僅是憂鬱症，對躁鬱症也能有幫助。從魚類omega-3不飽和脂肪酸中，二十碳五烯酸（Eicosapentaenoic acid, EPA）、二十二碳五烯酸（Docosahexaenoic acid, DHA），以及存於植物中的α-亞麻酸（α-Linolenic acid, ALA）三種成分與人類的健康有關，其中能改善情緒的是EPA。

不過要注意的是，魚油只能幫助輕度到中度的憂鬱，真正罹患憂鬱症的個案，無法單靠魚油而獲得改善。也就是說魚油儘管能當輔助治療，無法完全取代抗鬱劑等正統療法。

重點筆記

魚油只能幫助輕度到中度的憂鬱，真正罹患憂鬱症的個案，無法單靠魚油而獲得改善。也就是說魚油儘管能當輔助治療，無法完全取代抗鬱劑等正統療法。

草藥可以治療憂鬱症嗎？

食療或是草藥都僅能當輔助治療，
不宜當作抗憂鬱之單一療法

omega-3 不飽和脂肪酸有抗憂鬱作用，而且可以從深海魚油中攝取。那是否有其他食療有助於減輕憂鬱，或減少憂鬱症發作呢？

依據 2009 年的幾篇回顧性論文，整合輔助醫學（Complementary and Alternative Medicine，簡稱為 CAM）領域，經科學研究證實對憂鬱症有療效的營養療法及草藥初步結論為：

1. 葉酸（Folic acid），Omega-3 不飽和脂肪酸對大多數憂鬱症個案有益，

2. 金思桃草（St Hohn's wort）、S-腺苷甲硫氨酸（S-adenosyl-methionine）對某些憂鬱症個案有幫助。

3. 有關色氨酸（L-tryptophan）有具療效的相關報告，但目前尚無定論。

4. 這些治療建議仍只用於輔助加強治療，因它們是否適用於憂鬱症的單一治療則仍有爭議。

葉酸屬維生素Ｂ群之一。除營養製劑（如維生素B群）之外，葉酸存在於深綠色葉菜類中、小麥胚芽、堅果、波菜、蘆筍、甘藍、酵母、肝臟、南瓜、馬鈴薯、豆類、糙米、乳酪、麥胚芽、肝臟、魚油、蛋黃、牛奶……中。

S-腺苷甲硫氨酸存在於富含有蛋白質的食物，如：魚類、肉類或乳製品中，是一種最新的醫師處方級熱門抗憂鬱和骨關節炎營養補充品，它也是一種營養製劑。

金思桃草本身是歐洲古老的草藥，在某些國家已經批准當作抗憂鬱劑處方藥。國內也允許以營養製劑型式上市。

色氨酸存在於、牛奶、乳酪、優格、豆類、腰果、火雞肉中。色氨酸雖是血清素的前驅物，不過，抗憂鬱的療效則未定。

部分的中藥方劑可抗憂鬱

至於中藥是否有抗憂鬱療效呢？很多方劑都號稱對憂鬱症有效，例如「甘麥大棗湯」、「酸棗仁湯」、「加味逍遙散」……等。針灸也可能會有效，但是都必須等待進一步的科學驗證。

> 重點筆記
>
> 很多中藥的方劑都號稱對憂鬱症有效，例如「甘麥大棗湯」、「酸棗仁湯」、「加味逍遙散」……等。針灸也可能會有效，但是都必須等待進一步的科學驗證。

最重要的

是，這些食療、草藥及其他傳統療法僅能當輔助治療，根據文獻上的記載，這些營養素僅能當輔助治療，無法完全取代抗憂鬱劑等正統療法，而且它們都是「非必要性的」，不需要花大錢去購食營養食品，更不宜當作抗憂鬱之單一療法。

催眠對憂鬱症有效？

催眠是精神科的一種治療模式，許多心理治療師都用催眠都做輔助的工具，但催眠本身並無抗憂鬱作用。

常有個案詢問：「催眠」真的能治療失眠嗎？也對憂鬱症有效嗎？

催眠是精神科的一種治療模式，它的歷史比「精神分析」還早，目前很多從事心理治療的醫師或心理治療師都會應用催眠來作為輔助的工具。簡單的說，它是一種經由暗示，讓個案集中精神、冥想、放鬆的過程，因為被催眠時，個案注意力會很集中，而且個案其實是意識清醒的。

重點筆記

催眠是一種經由暗示，讓個案集中精神、冥想、放鬆的過程，被催眠時，個案注意力會很集中，而且個案其實是意識清醒的。

催眠可以影響一個人的心智和行為

催眠最常被用來治療「焦慮症」、「心身症」等輕型精神疾患。國外有正式的「催眠治療」學會，出版學術期刊。

催眠能否達到「影響一個人的心智」、「控制一個人的行為」的境界？從學理上看，是可以達到上述效應的，例如：治療師能以催眠進行無痛拔牙，但是催眠也並不如一般想像那麼「神奇」。因為催眠需有很多條件配合才能達成，其中最重要的是個案的「可被暗示性」(suggestibility)。「可被暗示性」越高者越易被催眠。此外，個案的合作度、專心度、治療者的經驗…… 等，皆和催眠的效果有關。所以並不是每個人都適合被催眠。根據近年科學研究証實，經由催眠可以喚回的記憶，經常都不是事實，而是受暗示形成的「偽記憶」。

催眠有其浪漫的一面，然而，它只是一種治療方式，它有適應症（indication），並非什麼病都能治療；也可能產生副作用。根據科學證實，催眠並無法改善憂鬱症。當你在選擇治療模式時，應先建立正確的觀念，並接受專業人員的建議。

什麼是「前世療法」？

「前世療法」只是催眠治療的一種方式；
前世存在與否，在於你是否相信

談到催眠，免不了會提到「前世療法」。由於「前世療法」曾被過度渲染，很多人都誤以為「催眠」就等於「前世療法」，這是錯誤的。「前世療法」只是催眠治療的一種方式而已。事實上，只有極少數的治療師以「前世療法」來治療病人。

「前世」是否真實存在？

對於「前世」的真實性，我倒是認為：「前世存在與否，在於你是否相信，如此而已。」真正適合去討論前世的，應該是宗教家，或是超心理學家（parapsychologist）。要以科學方法去研究「信仰問題」，基本上不怎麼恰當。故僅略述己見。

雖然「轉世」之說在我國民間流傳甚久，但實際上，在佛教傳入中國之前，中國人並沒有轉世的觀念，如果古代中國人相信轉世，就不會大費周章的去建造像秦始皇陵那樣的地下宮殿了。當輪迴的信仰普遍化之後，「前世」的想法自然就存在了。

催眠出來的「前世」是真正的「前世」嗎？我們可以用「夢」來比喻：我們可能在夢中成為大富翁、總統、超人……甚至變成異性，但是沒有人相信那就是「前世」，正所謂：「日有所思，夜有所夢」。同樣的道理，催眠產生的一些情境，可能是個案潛意識裡的期望，也可能是他以前接觸的片斷經驗，甚至是看過的電影或小說的情節，在催眠狀態中重新拼湊呈現。

重點筆記

催眠產生的一些情境，可能是個案潛意識裡的期望，也可能是他以前接觸的片斷經驗，甚至是看過的電影或小說的情節，在催眠狀態中重新拼湊呈現。

「輪迴」在宗教中有完整的思想體系，而不是單用「催眠」這個過程可以「表淺地」證實的。類似「前世今生」的經驗，幾乎每位催眠治療師都經歷過，而大多數治療師也都以「個案潛意識活動」或「往日印象」的觀點來加以分析。而非一廂情願的以「前世」來解釋。

基本上，前世療法是一種「歸因」的過程。在治療「焦慮症」、「畏懼症」等疾患時，精神科醫師或心理師可以透過心理治療或催眠，找出個案內心的衝突，或是童年不愉快的經驗，或是成長過程的偏差……等等，讓個案產生「病識感」—— 即瞭解疾病的原因，再和個案共同來面對、處理其心理癥結，重新成長。前世療法也有類似的功能，只要個案「相信前世」，同樣也可以產生心理慰藉。就像祈禱、拜拜可獲得內心的平靜一樣，我們不必要過度排斥「前世療法」。

近年來命理、風水、神祕主義療法盛行，顯示芸芸眾生仍然有許多的壓力與迷惘，也顯示醫療體系或是諮商輔導界提供的心理治療服務，均未能滿足民眾的需求。

再次強調，跟民俗治療一樣，神秘主義療法只能讓個案獲得心靈上的慰藉，對真正的疾病，包括憂鬱症，都是無效的。生病還是要尋求適當的醫療，憂鬱症應接受正式的精神心理衛生協助，而且某些神祕主義治療收費昂貴，跟民俗治療一樣，個案應先學會明辨是非，千萬不要傷身破財。

重點筆記

催眠或是其他的民俗療法只能當做心靈上的慰藉，一定要先學會明辨是非，千萬不要過度迷信，以免傷身破財。

如何預防「憂鬱症」復發？

健康而規律的生活態度和作息，才能遠離憂鬱

我們提過，憂鬱症是一種病，像高血壓、糖尿病一樣，都是身體的病。但是比高血壓、糖尿病更好一點的地方是，憂鬱症會好（或是緩解）。但是它也可能會復發。如何避免復發？就成了重要的課題。除了上一篇服藥原則外，生活作息也是一大重點。

另一種狀況是，一個人有憂鬱症體質則比較可能得憂鬱症，沒有憂鬱症體質卻也有可能得憂鬱症。大家都會問：「我們要怎麼過活比較不會得憂鬱症？」要注意些什麼？可以做些什麼？少做些什麼？多吃什麼？忌口什麼？

健康的生活作息原則很重要

歸納我們已知的科學論証，預防憂鬱症的健康生活作息原則如下：

1. 規律的生活作息。
2. 適度的壓力，合宜的生活節奏。

3. 正常飲食，維持足夠營養及均衡，少食用不健康的高脂、高糖、高鹽食物。

4. 正常睡眠，勿熬夜或日夜顛倒。

5. 遠離毒品菸酒，最好能不菸不酒。

6. 多運動，尤其適合自己興趣與體能的戶外運動。

7. 培養健康嗜好，創造生活樂趣。

8. 從事藝術欣賞或藝術活動。

9. 多參與團體活動。

10. 多參與團體或社交活動。

11. 擔任志工，助人、利他行為有利於自我肯定，改善心情。

12. 有壓力或心情不佳時，多跟朋友家人談論自己的感受。

13. 若有宗教信仰，對身心也有助益。

14. 發現自己出現憂鬱症狀，而且無法調適時，宜盡速求助專業人員。

實際上，健康的生活作息是一種「生活態度與習慣」，不但是能預防憂鬱症，也適用於其他身體或精神疾病的預防保健。壓力調適、放鬆心情、正向思考、自在生活、維持身心平衡，迎向健康的人生。

重點筆記

健康的生活作息是一種「生活態度與習慣」，不但能預防憂鬱症，也適用於其他身體或精神疾病的預防保健。

Q50

家人、朋友能幫什麼忙？

當家人、朋友得了憂鬱症時，要鼓勵個案接受適當的治療

家人、朋友或老師應該要如何幫助憂鬱症個案呢？

1. 鼓勵個案接受適當的治療

憂鬱症是療效不錯的疾病，當一個人得了憂鬱症，不是減少壓力，勸勸他就會好的。個案不要諱疾忌醫，家人、朋友應鼓勵個案接受積極、完整的治療。

2. 加強個案接受治療的遵循度

根據林口長庚醫院以國內健保資料庫的研究顯示，接受治療的憂鬱症國人，三個月後大約只剩三分之一的人數仍會接受規則治療，其餘三分之二，極小部份可能是痊癒了，絕大部份是治療未完全，這些個案之病情，勢必延宕或惡化。故協助、督促個案確實遵循治療（不論服藥或接受心理治療），並持續完整的療程是很重要的。

3. 適當的支持，建立良好的溝通

除了接受治療外，心理的支持也會有正面助益，包括：減少壓力、陪伴、關懷、傾聽、體諒、耐心和鼓勵。鼓勵個案多講、多傾訴，除了個案可宣瀉情緒外，也可建立良好的溝通，瞭解個案的想法。切記不要作無謂的安慰，更不要給予不合於現實的虛幻希望。

4. 鼓勵個案多活動

鼓勵多活動，如逛街、郊遊、看電影等。尤以戶外活動或團體活動為佳。如果邀請被拒，可稍微溫和的堅持，但不要過度強求。

5. 鼓勵個案規律運動

規則運動可改善憂鬱情緒，個案常無動力或缺乏持續力，除了多加鼓勵之外，家人朋友一起陪同運動也是很好的方法。

6. 勸勉個案勿做重大決定

憂鬱症個案因負面思考，對自己、對未來常充滿悲觀思維。會認為憂鬱一定好不了，認為自己沒能力，自信心完全喪失；對未來，更是一點信心都沒有，覺得什麼都完了，沒希望了。因此憂鬱症個案常於發病時作出違反常理的決定。如辭職、賣掉家產等。此時家人朋友要以客觀角度，溫和的討論，協助個案認清所面臨的困境，釐清思緒，不要下重大決定。

7. 協助其他朋友親人接納個案的疾病

憂鬱症常被誤解為個案抗壓性差，或自己想不開。這就像一個人腿斷了，還被罵不認真跑步一樣，倒霉又委屈。協助個案的朋友家人瞭解憂鬱症、接納個案，也是對個案很重要的幫助。

8. 注意自殺危機

憂鬱個案最大的憾事就是自殺。大部分有自殺念頭的人會直接或間接地透露他（她）們的想法，如果這種透露出的訊息被知悉、瞭解或接納，一條生命可能就此挽回。重點是注意自殺訊息的傳達，需來自於充分的信任與良好的溝通。所以與個案建立良好關係，多給予陪伴、支持，是最重要的關鍵。

9. 注意自己身心健康

當家中有人得了憂鬱症，整個家庭生活、關係和經濟都會受到不同程度的影響，照顧者更可能也因缺乏適當因應和調適而導致心力交瘁。健康的家人才有能力幫助憂鬱症的家屬。要記得，自己的身心健康與個案的身心健康，同等重要。

*重點筆記

除了關懷憂鬱症患者本身之外；不管是家人或是朋友，照顧者本身適當的調適也很重要，健康的家人、朋友才有能力可以幫助憂鬱症的患者。

附錄

憂鬱症相關資源 —— 索引

A. 學會、協會

內 容	網 址
臺灣憂鬱症防治協會	http://www.depression.org.tw/
臺灣自殺防治學會	http://www.tspc.doh.gov.tw/tspc/portal/index/
台灣精神醫學會	http://www.sop.org.tw/
台灣精神科診所協會	http://www.atpc.tw/
中華民國生活調適愛心會	http://www.ilife.org.tw/
中華民國肯愛社會服務協會	http://www.canlove.org.tw/
台南市憂鬱症關懷協會	http://www.changerblue.url.tw/
高雄市忘憂草憂鬱防治協會	http://www.ddpa.org.tw/
高雄縣安心會	http://www.easymind.wh.seed.net.tw/
台中市快樂列車協會	http://www.thts.org.tw/
台灣向日葵全人關懷協會	http://www.sunflowerwithme.org.tw/tier/front/bin/home.phtml

B. 基金會

內 容	網 址
董氏基金會心理衛生組	http://www.jtf.org.tw/psyche/about/intro.asp
精神健康基金會	http://www.mhf.org.tw/

C. 網路資源

內 容	網 址
心靈園地	http://www.psychpark.org/
台灣心理諮商資訊網	http://heart.ncue.edu.tw/
台灣精神醫學網	http://www.psychpark.org/taiwan/
助人資源網	http://weblist.heart.net.tw/
精神醫學與心理健康資訊網	http://www1.cgmh.org.tw/intr/intr2/c3360/psychoeducation.htm
華人心療網	http://www.tip.org.tw/newhome/tabid/420/Default.aspx

D. 張老師

手機或電話直撥 1980

張老師全球資訊網 http://www.1980.org.tw

E. 生命線

手機或電話直撥 1955

生命線家族 http://www.life1995.org.tw/content2.asp?code_type=4

國家圖書館出版品預行編目資料

憂鬱症關鍵50問 /
劉嘉逸著. 第一版. -- 臺北市：文經社,
2011.08 面；公分. --（家庭文庫：C196）
ISBN 978-957-663-645-5 (平裝)

1. 憂鬱症

415.985 100011515

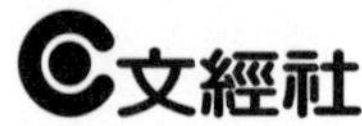

文經家庭文庫 196
憂鬱症關鍵50問

著 作 人 — 劉嘉逸
發 行 人 — 趙元美
社 長 — 吳榮斌
企劃編輯 — 黃佳燕
美術設計 — 劉玲珠
出 版 者 — 文經出版社有限公司
登 記 證 — 新聞局局版台業字第2424號

<編輯部>：
地 址 — 241 新北市三重區光復路一段61巷27號11樓A（鴻運大樓）
電 話 —（02）2278-3158・2278-3338
傳 真 —（02）2278-3168
E-mail — cosmax27@ms76.hinet.net、cosmax.pub@msa.hinet.net

郵撥帳號 — 05088806文經出版社有限公司
印 刷 所 — 通南彩色印刷有限公司
法律顧問 — 鄭玉燦律師（02）2915-5229
發 行 日 — 2011年 8 月 第一版 第 1 刷
2018年 7 月 第 4 刷

定價／新台幣 220 元 Printed in Taiwan

Depression
憂鬱症關鍵50問

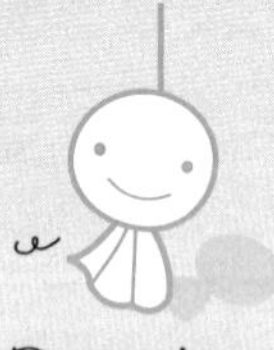

Depression
憂鬱症關鍵50問